后浪出版公司

The Idiot Brain

A Neuroscientist Explains What Your Head is Really Up to

是我把你蠢哭了吗

神经科学家
戳破大脑的聪明假象

by Dean Burnett

[英] 迪安·博内特 著 朱机 译

海峡出版发行集团 | 福建教育出版社
THE STRAITS PUBLISHING & DISTRIBUTING GROUP

谨献给每一个有脑子的人。

要忍受这玩意儿可不容易，大家辛苦了。

引　言

本书的开场白就和我的每一次社交活动一样，是一连串详细的、彻底的致歉。

首先，假如你看完本书并不喜欢，那我很抱歉。要做出人人都喜欢的东西是不可能的。要是我办得到，我现在就是全世界民主投票选出的领导人了——或者是桃丽·芭顿[①]。

本书讲的是在我看来有无穷乐趣的一些问题，主要关于大脑处理信息的奇葩过程以及由此产生的不着调行为。比方说，你知道人的记忆是非常以自我为中心的吗？你或许会以为，自己的记忆精确地记录着发生在自己和认识的人身上的事情。其实不然，人的记忆常常会改进和调整脑中储存的信息，为的是让我们感觉更好一些。就好比一个溺爱孩子的母亲夸耀她的小蒂米在学校演出时表现得有多么多么棒，实际上呢，小蒂米站在台上光是挖鼻孔和淌鼻涕来着。

再比如，你相信压力会让我们在执行任务时有更好的表现

---

① 桃丽·芭顿（Dolly Parton），美国乡村音乐女歌手，非常受欢迎。——译者注

吗？这可不是什么"有人说"，而是在神经水平上真实发生的过程。就拿"最后期限"来说，这是一种最常见的引发压力的形式，而压力就有助于提升成绩。所以本书的后面几章要是一下子水平暴涨，你就应该猜到是为什么。

其次，虽然这是一本科学书，但假如你期待看到有关大脑及其工作方式的严肃讨论，那么请允许我致歉。不会有这种东西的。我可没有所谓的"传统"科学背景。我是我们家第一个上大学，甚至可以说是想到要去上大学的人，更别说是待在大学里一直念完了博士。这种学术倾向令我最亲近的家人都感到陌生，可这也正是让我涉足神经科学和心理学的最初原因，因为我想要了解"为什么我和他们不一样"。我一直都没有找到满意的答案，但对科学，尤其是大脑及其运作方式，倒切切实实地产生了强烈的兴趣。

科学是人类的作品。大体而言，人类是麻烦、混乱、逻辑不通的生物（主要归咎于人类的大脑），大部分科学研究也反映出了这一点。最初有人主张，科学写作应当总是崇高、严肃的。他们的说法在我这里显然行不通。我的专业生涯中，大部分时间都在用各种形式对此发起挑战，本书就是最近的一个证明。

第三，如果有哪位读者发现引用本书的内容来和某个神经科学家争辩结果输了，那我要先说声对不起。在脑科学这个领域，我们的认识在不断更新。对于本书里做出的任何断言或陈述，你都有可能找到某项新的研究发现提出了不同的意见。但是，为了让刚开始涉猎科学读物的每一位读者明白，我得说，现代科学的任何一个领域几乎都是如此。

第四，如果你觉得大脑是不可亵渎的妙物，把它看作一种界线模糊的构造，连通人类经验与未知世界的桥梁，诸如此类，那么我很抱歉，恐怕你真的不会喜欢本书。

别误解我的意思。确实没有比人类大脑更难懂的东西了，它也的确十分有趣。但是，如果把人脑"特殊化"，认为它批评不得，赋予它某种"特权"，并认为我们对大脑能力的理解仅能触及表面，带着近乎尊崇的眼光去看待它，那就没有意思了。

大脑无非是人体内的一个器官。正因如此，整套系统具备各种习惯、个性、老旧的运作方式和低下的效率。从很多方面来说，大脑为其成功付出了代价：它演化了数百万年，结果变成现在这么复杂的样子，还积累了大量垃圾。就像一块硬盘，里面塞满了过时的软件程序和废弃不用的下载文件，基本进程却常被打断，比如那些早已失效的网站总跳出该死的广告要告诉你各种打折消息，可你想做的不过是打开一封邮件！

一言以蔽之：大脑会犯错。你可以说它是意识的基座，是所有人类经验的引擎，职责固然重大，却又那样混乱不堪。你只需要瞧瞧那玩意儿的样子就能领会它有多可笑：就像一颗变异的核桃、一坨果味布丁、一只皱巴巴的拳击手套，以及诸如此类的各种东西。它当然令人赞叹，但要说尽善尽美，那可差远了，而它的种种不完善，正影响着人们所说、所做、所经历的一切。

　　所以说，对于大脑那些较为随意、杂乱的特性，与其忽视或完全无视，不如加以重视，甚至大书特书。书中提到很多大脑做出的十足可笑之事，以及我们因此受到了什么影响。书里还提到了人们原以为大脑是怎么运作，但后来发现根本不是那么回事的一些情况。我希望读者可以宽容地理解他人（或者自己）为什么时常会做、会说一些奇怪的事，也能够在大脑因为不适应现代社会而越发频繁地搞出神经"问题"时不以为然地撇撇嘴。假如说本书有什么最要紧的议题或最重要的目标主张，大概就是这些了吧。

　　我的最后一声抱歉呢，是因为有这么一段插曲：以前有位同事曾跟我说，"除非地狱结冰"，我才可能出书。对不起啊撒旦，一定给你添了不少麻烦吧！

目　录

引　言 ……………………………………………………………… i

第1章　心智操控系统 ……………………………………………… 1

第2章　记忆天赋（保存收据）…………………………………… 29

第3章　恐惧：没什么好害怕的 ………………………………… 69

第4章　是不是觉得自己很聪明呢 ……………………………… 106

第5章　看到眼前这一章了吗 …………………………………… 145

第6章　人格：棘手的概念 ……………………………………… 179

第7章　抱　团 …………………………………………………… 214

第8章　当大脑崩溃 ……………………………………………… 257

后　记 …………………………………………………………… 297

致　谢 …………………………………………………………… 299

出版后记 ………………………………………………………… 301

—— 第1章 ——

心智操控系统

大脑如何管理身体，又为何常常引起混乱

　　我们如今用来思考、推理、斟酌的这套构造在几百万年之前并不存在。第一条爬上岸的鱼可不会充满痛苦和怀疑地问自己："我为什么要做这种事？我在这儿喘不上气，我还没有腿之类的玩意儿呢。我再也不和盖瑞玩真心话大冒险了！"不会的。直到相当晚近的时期，大脑的功能都非常简单明确，那就是采用任何必要手段保证身体的存活。

　　原始的人类大脑无疑十分成功，所以人类这个物种才绵延至今，还成了地球上占据统治地位的生命形式。可是，尽管我们演化出了复杂的认知功能，原始大脑的初级功能并未丢失，甚至可以说，反而还变得更加重要了。毕竟，如果分分钟因为忘记进食或是摔下悬崖而死掉的话，拥有语言能力和推理能力也实在没多大意义。

脑需要身体的供养，身体需要脑的控制来完成必要的工作。（两者的实际关系当然远比这里描述的更复杂，不过暂且先这么说好了。）因此，脑的一大部分工作是执行基本的生理过程、监控人体状态、协调应对问题、清除体内垃圾等，本质上就是维持生命。操控这些基础功能的是脑干和小脑，有时也被称为"爬行脑"，意思就是它们很原始，所做的事情和我们透过时间的迷雾而回溯到爬行动物时没什么两样。（至于哺乳动物，那是后来才加到"生命登陆"这个故事里的角色。）与之相反，我们作为现代人所津津乐道的高级能力，像意识、注意、感知、推理等，全都定位在新皮层，即"新的"皮层。脑的实际功能排布要远比几个标签显示得更加复杂，不过简化论述也很有用。

或许有人会以为爬行脑和新皮层将团结一致、合作共进，再不济也是相安无事。那可就大错特错了。你要是和一个大事小事都爱指手画脚的人共事过，就会明白这种安排效率简直低下得令人发指。让一个经验没有你足、位子却比你高的人爬到你头上，下达一知半解的指令，提出愚蠢的问题，那只会让事情越发难办。而新皮层整天都对爬行脑这么发号施令。

影响还不是单方面的。新皮层灵活应变，爬行脑固守成规。我们身边都有那种倚老卖老，觉得自己年纪更大或从业更久所以一定做得更好的人。与他们共事简直是一场噩梦，就好比要和坚持用打字机，而且还相信"从来就是这样"的人一起写计算机程序。爬行脑正是如此，它无比顽固地阻挠有用的东西。我们就在这一章中来看看人脑是怎么给人体最基本的功能添乱的。

合上书，我不想看了！

（大脑是怎么引起晕车晕船的？）

现代人每天坐着的时间变得前所未有地长。体力活儿大多被坐办公室取代；汽车等各式交通工具意味着我们可以安坐着去往各地；互联网更是让我们几乎可以坐一辈子，因为远程办公、在线支付和网上购物均已经实现。

坐得太久有坏处。人们花大价钱购买采用人体工学原理设计的办公椅，就是为了尽量避免久坐带给身体的损伤。长时间坐飞机甚至会因为形成下肢深静脉血栓，造成生命危险。听起来或许奇怪，但动得太少的确会让人受伤。

运动十分重要。人类擅长动，也确实动得够多。我们这个物种几乎跑遍了地球的表面，甚至还跑到了月球，这真是绝佳的证据。有报道称，人每天步行 3 公里可以健脑，但实际上很可能人体的每个部位都能从中获益。我们的骨骼经过演化，变得适应长时间的步行，足、腿、髋以及全身上下都十分适合日常行走。并且还不止是身体结构上的适合，我们就像被程序设定好了似的，走起路来完全不用费脑子想。

脊椎中有神经束控制着人体在没有意识参与的情况下运

动。这些神经束被称为"模式发生器"，位于脊髓较低位置，属于中枢神经系统的一部分。它们刺激腿部的肌肉和肌腱，使其按特定的模式运动（模式发生器由此得名），于是人就行走了起来。模式发生器还会接收肌肉、肌腱、皮肤和关节的反馈，比方说检测出人是否在下坡，然后据此稍稍调整运动模式，以便更好地适应当时的情况。也许这就可以解释为什么一个神志不清的人还能四处走动了，比如我们会在本章后面看到的梦游现象。

无论是逃离险境、寻觅食物、追捕猎物，还是与捕食者赛跑，不假思索地轻松运动的能力是我们这个物种存活下来的保障。有了第一批离开海洋、占据陆地的生物才有了后来地球上所有呼吸空气的生物，原地不动便不会有这样的成就。

那么问题来了：既然运动对于生存和健康不可或缺，事实上我们也发展出了复杂的生物系统来确保可以经常又方便地动，那么，为什么有时候还会动得头晕呕吐呢？这种现象就是晕动病，又叫运动病。有时，还往往是冷不丁地，我们在移动途中就把早饭吐完，把午饭呕光，把吃下去没多久的其他什么都返了出来。

尽管难受的是胃或肚子，但这事儿得怪脑子。有什么道理让我们的脑无视漫长的演化得出结论：从 A 地到 B 地可以成为呕吐的正当理由？实事求是地说，人脑一点儿也没有违逆演化趋势的意思，问题出在促进运动的各项系统和一系列机制。晕动病只有在人们乘坐人工发明的交通工具时发生 —— 比如你正坐在一辆汽车上。接下来我说说为什么。

　　人体依靠一套精巧复杂的感觉系统和神经机制来产生本体感觉，也就是感知身体当前处于什么动作姿态，以及各个部位要往哪里动。比如你把手放到背后，尽管看不到它，但仍感觉得到它的存在，知道它在哪里，还清楚它有没有比出什么下流手势。这就是本体感觉（proprioception）。

　　人的内耳中还有前庭系统，是一组内含液体的管道（这里指的是骨管），用来探测身体的平衡和姿势。前庭系统内有足够的空间供液体在重力影响下流动，贯穿其中的神经元能够感知液体的位置和变化，让大脑知道当下人的姿势和所处位置。假如液体在管道顶部，说明我们正上下颠倒，恐怕不是特别舒服，最好尽快纠正。

　　人的运动（走、跑，甚至爬或跳）会产生一套独特的信号。比如双足行走时稳定的上下起伏，风吹过身体时的一般流速和外界压力，还有运动造成体内液体的流动等，都会被本体感觉和前庭系统检测到。

　　映入眼帘的景象是运动时体外环境的一部分。同样的景象可以由人的移动产生，也可以在人不动时由外界移动产生。在最基础的层面上，两种解释都合理。那大脑怎么判断哪种才是实际情况呢？它接收视觉信息，再结合内耳中的液体发出的信息，最后得出"身体在动，情况正常"的结论，然后回神继续专注于你当时在做的事情，无论性交还是复仇或者抓口袋妖怪什么的。是眼睛和内部系统合作解答了究竟发生了什么。

在交通工具上的移动产生了另一套完全不同的感觉信号。坐汽车时并没有可以让大脑联系到步行的那种有节奏的晃动感（除非车子的悬挂系统旧了或是坏了），坐飞机、火车或者船时情况通常也与此类似。你坐在交通工具中"被移动"时，并不是真正在动；你只不过坐在那儿打发时间，比如拼命让自己别再呕吐，本体感觉也没有产生恰当的信号来让大脑明白是怎么回事。没有信号意味着你对爬行脑什么也没做，而这一点又在眼睛告诉大脑你并没移动时得到了印证。可是，你又的的确确在移动着，前面我们提到的耳内的液体对于高速移动和加速度产生的外力有所感应，它们发送信号给大脑，报告说你正在移动，而且还动得很快。

现在，大脑从一套精密校准的运动检测系统中得到了不一致的信号，接下来该怎么办？通常认为，这就是引起晕动病的原因。脑的意识不难处理这种矛盾的信息，然而身体管理系统中更深层、更基础、潜意识的部分却不太明白要如何处理此类内部矛盾，不知道有哪些原因会造成功能失调。实际上在爬行脑看来，可能的解释只有一种：中毒。自然界中，只有毒素才会如此强烈地影响体内运作机制并造成混乱。

毒素是坏东西，而当人脑认为体内有毒时，唯一合理的反应就是：激活呕吐反射，迅速吐出毒物。脑中较高级的部分或许知道不是那么回事，但要去改变基础部分已采取的行动太费力了。毕竟爬行脑总是"因循旧习"的，几乎就像是命中注定一般。

人们目前还没有完全弄明白晕动病现象。比如：为什么不是每次坐车都晕？为什么有些人从来不晕？晕动病的发生很可能受到多种外界因素或个人因素的影响，包括所坐车辆的具体特性，神经对某些运动形式相对比较敏感等，而上述概括的是目前接受程度最高的理论。还有一种解释叫"眼球震颤假说"，认为是运动引起眼外肌（支撑和活动眼球的肌肉）被无意拉伸，以不正常的方式刺激了迷走神经（控制头面部的主要神经之一），导致晕动病。不管哪种机制，之所以犯晕动病都是因为大脑太容易犯糊涂，并且在需要解决潜在问题时可选的方案太少，好比一名被提拔到位子高于其实际水平的经理，在被要求干活时就胡说八道或大哭大叫。

晕船可能是晕动病中最严重的。陆地环境中有很多可以表明人在移动的可视目标（例如不断后退的树木）；而在船上，看到的往往只有水，或者遥远得根本起不到任何作用的物体，因此视觉系统就更容易认为人并没移动。再加上航行时还有难以预料的上下颠簸，耳内的液体向大脑发送了更多信号，让大脑愈加困惑。斯派克·米利根[1]在其战争回忆录《阿道夫·希特勒：我对他的垮台起了什么作用》（*Adolf Hitler: My Part in His Downfall*）中写到，第二次世界大战期间他坐船被送去非洲，是所在班（squad）中唯一没有败给晕船的人。有人问他克服晕船最好的办法是什么，他的回答言简意赅："坐到树下。"虽然目前没有研究支持，我还是相当有把握地认为，该

[1] 斯派克·米利根（Spike Milligan，1918—2002），英国喜剧大师，下文提到的著作被改编成了同名电影，中文译名为《春满柳营》。——译者注

方法对预防晕机应该也有奇效。

再来一口甜点？

（脑对食物和进食复杂又混乱的控制）

食物是身体的燃料。身体需要能量时，我们吃东西；不需要能量时，就不吃。说起来简单，可问题就在于：咱们这些聪明人能这么想，也确实是这么想的，但结果却导致了各式各样的问题和神经症。

脑对进食和食欲的控制程度之高或许会让很多人大吃一惊。有些人或许以为进食和食欲全由体内加工和储存食物的部位，也就是胃和肠道来控制，最多加上肝脏或脂肪储备的输入。没错，这些部分各自承担着它们的职责，只是并非像有些人以为的那样起主导作用。

拿胃来说，大多数人吃饱了会说感觉胃"装满"了。吃进身体的食物到达的第一个主要场所就是胃。随着食物的进入，胃会扩张，胃部神经发送信号给大脑，让大脑抑制食欲，停止进食，这完全讲得通，而代餐的减肥奶昔利用的也是同样的原理。减肥奶昔中含有一些浓稠的物质，可以快速填满胃，使之扩张并发送"已经吃饱"的信号给大脑，以免你再往里面塞蛋糕和馅饼。

　　然而，这只是一种短效的解决办法。之所以有很多人反馈说喝了减肥奶昔后不到20分钟就又饿了，主要是因为胃的扩张信号仅仅占饮食和食欲控制的一小部分，在向上通到更复杂的大脑因素的长梯中，这只是最底下的第一根横杠。更何况，长梯有时还是曲折的，甚至是转着圈上升的。

　　影响食欲的并非只有胃神经，起作用的还有激素。脂肪细胞分泌的瘦素（leptin）是一种降低食欲的激素；胃释放的食欲刺激素（ghrelin）则起提升食欲的作用。假如脂肪储存比较多，抑制食欲的瘦素就分泌得比较多；假如胃一直空着，就会分泌刺激素来提升食欲。很简单，对不对？可惜并非如此。人体或许可以按照自己对食物的需求提高激素水平，大脑却总能很快习惯，水平维持过久的话，大脑还会有效地忽视它们。大脑最拿手的一种本事就是忽略那些变得完全可预期的信号，无论信号本身可能有多么重要（这也是为什么士兵在交战地带仍然能睡一会儿）。

　　你有没有发现自己总是还能"再来一口甜点"？你或许刚刚吞下一头牛身上最棒的部分，或是已经酒足饭饱，可是再来一块巧克力布朗尼或是一个三球冰激凌的话，照样能行。为什么？如何做到的？既然胃已经填饱，怎么可能再装下更多东西呢？原因主要是大脑做出了执行决策，它认为"不，胃还装得下"。甜点的甜是大脑认得出且想获得的明确奖赏（详见第8章），于是它否决了胃给出的"装不下"的信息。与晕动病的情况相反，这次是新皮层否决了爬行脑。

　　目前尚不明确为什么会这样。或许是人类需要相当复杂的饮食来维持最佳状态，因此比起被动地依赖基础代谢系统能获得什么就摄取什么，大脑不如直接插手对饮食的调控。倘若大脑的插手到此为止倒也罢了，然而并不。事情还没完。

　　对于进食这件事，后天习得的关联所起的作用大到不可思议。打个比方，有的人可能原本超级爱吃蛋糕，吃了好几年都没什么问题，可是突然有一天，吃完蛋糕却生病了——可能是因为蛋糕用了变质的奶油，也可能是因为里面有某种导致过敏的原料，还有可能（最烦人的一种情况）仅仅是某种在刚吃完蛋糕后出现的问题导致人生病。于是，从那时起，大脑就把蛋糕和生病联系了起来，和蛋糕划清界限，甚至到了多看一眼都想吐的地步。与厌恶建立起联系可以让人避免吃下有毒或致病的东西，这种联系很强，而且很难打破。哪怕你已经多次进食某种食物并且完全没有任何问题，但若大脑就是说"不！"，那你也拿它没辙。

　　不过也并不是非要到致病那么严重的地步，所有以食物为基础的决策几乎都受到大脑的干涉。大家或许听过"好不好吃先由眼睛决定"之类的说法。人的大脑主要——高达65%——靠视觉而非味觉获得信息。尽管视觉和大脑之间这种联系的特性和功能变化极大，但视觉无疑是人脑的核心感觉。相反，我们在第5章会看到，味觉的作用实在是弱到令人尴尬。蒙住眼睛且堵住鼻子的话，普通人往往连马铃薯和苹果都分不出来。显然，感知信息时，眼睛起的作用要比舌头大多了。因此，食物的样子强烈地影响着我们的感受，现在你知道为什么昂贵的餐厅要费那么大力气摆盘了吧。

每个人日常的生活规律也极大影响着人的进食习惯。想一想"午餐时间"这个词你就明白了。午饭的饭点是什么时候？大多数人可能会说12点到14点。为什么？如果说吃东西是为了获取能量，那么为什么从车间工人、伐木工人之类的高强度体力劳动者到作家、程序员之类的案头工作者，大家都在同一个时间段吃午饭？原因在于，人们很久以前就一致认定了午餐时间并且很少对此持疑。一旦掉进这个模式，大脑马上就期望它保持下去，于是人就会因为时间到了而觉得饿，而不是出于饥饿才觉得该吃饭。大脑显然把逻辑看作宝贵资源，一定要省着用才行。

人们的饮食起居制度中，习惯占了很大比例。一旦大脑开始预判，身体很快就会随之调整适应。体重超重的人只需要少吃并且饮食有节就可以减肥，这说法固然不错，实际上却没那么容易。造成进食过量的原因追根溯源有很多可能，比如为了舒缓情绪。当人悲伤或抑郁时，大脑就会向身体发送"累了""倦了"的信号。而人在累了、倦了的时候，最需要的是什么？能量！那能量从哪儿来呢？当然是食物！高热量的食物同时还能激发人脑中的奖赏与愉悦回路。于是你明白为什么"休闲食品"不太会是减肥沙拉了吧。

人的大脑和身体一旦适应了高热量摄入，再要减少就很难了。你一定看到过短跑运动员或马拉松选手跑完以后呼哧呼哧地大口喘气吧？是不是就像在"狼吞虎咽"着氧气？谁也不会说他们不懂得节制，更不会说他们懒或贪婪。进食也会产生类似的效果（尽管没那么健康），一旦身体变得期望摄入更多食物后，就会变得更难停住。正因为存在太多可能，我们没法确定究竟是什么原因让一个人当初吃得超过了实际所需，并且变得习惯于此。倒不妨说，一个物种经过长期演化，变得无论何时只要有吃的一定会吃后，在面对取之不尽的食物时，进食过量只会是无可避免的事。

假如还需要更多证据来体现大脑对进食的控制，请考虑一下进食障碍的存在，比如厌食症或贪食症。大脑成功地让身体相信体形比食物更加重要："你不需要食物！"就好比让汽车相信它不需要汽油一样。这样做既不合理也不安全，但令人担忧的是，它却一再发生。运动和进食，两项基本需求因为进程受到大脑的干扰而变得毫无必要地复杂。不过，吃是生命中最愉悦的事情之一，如果像往熔炉里铲煤块那样看待进食的话，人生恐怕会无趣得多。或许大脑其实很清楚自己在干什么呢！

去睡，也许会做梦……或是痉挛、窒息甚至梦游[①]
（大脑和睡眠的复杂性质）

睡觉嘛，表面看来无非就是什么都不做、躺下、失去意

[①]　此处引用的是《哈姆雷特》中的台词"去睡，也许会做梦"。——译者注

识。能有多复杂？

非常复杂。睡眠的运行方式、怎么开始以及这个过程中发生了些什么，都是人们并不太会去仔细琢磨的问题。也对，酣睡时确实很难去想这些，毕竟睡觉是一件完全"没有意识"的事情。说来惭愧，实际上这也难住了很多科学家。要是有更多人去琢磨它，或许我们能快点搞明白呢。

首先要说明：我们目前还不知道睡眠究竟有什么目的！人们在几乎所有其他动物，甚至是最简单的线虫身上都观察到了睡眠（如果采用比较宽泛的定义的话）。有些动物，比如水母和海绵，没有表现出需要睡眠的迹象，可是考虑到它们没有大脑，我们也基本不信它们能开展些什么活动。除此之外，在各种完全不同的物种中都有睡眠，或者说至少存在有规律的、周期性的不活跃状态。显然，睡眠非常重要，它有着深远的演化起源。水生哺乳动物如果完全睡着会停止游动、沉入水底并淹死，因而它们发展出了大脑两半轮流运作的睡眠方式，可见睡眠多么重要，甚至超过了"不淹死"的求生本能。可我们依然不知道背后的原因所在。

现有的理论很多，比如治愈说。大鼠被剥夺睡眠后，伤口愈合得比正常情况慢得多，而且通常寿命不及睡眠充足的大鼠。另一种理论认为，较弱神经连接的信号强度会在睡眠中被削弱，从而使该连接更易于移除。还有一种理论提出，睡眠有助于舒缓消极情绪。

其中比较怪诞的一种理论认为，睡眠是一种让我们避免被捕食者发现的好方法。很多捕食者在夜间活动，而人类要活命并不需要一天24小时的活动，于是睡眠让人们有很长一段时间基本处于静止状态，也就不发出动静，让夜行的捕食者找不到可借以觅得踪迹的信号或线索。

有些人可能会嘲笑现代科学家竟对睡眠毫无头绪。睡眠是为了休息啊，让我们的身体和大脑在辛苦一天之后有时间恢复体力和精力。这么说没错，如果我们做了什么特别令自己精疲力竭的事，长时间静息确实有助于机体各部分的恢复以及必要的补充或重建。

但如果睡眠仅仅是休息，那为什么无论我们搬了一天砖还是裹着睡衣看了一天动画片，睡觉的时长总是差不多？毫无疑问的是，这两种活动需要的恢复时间并不相等。并且，身体的代谢活动在睡眠时仅仅降低了5%～10%，这样的"放松"几乎微不足道——好比把汽车开到发动机冒烟，然后把车速从80千米每小时降到70千米每小时，根本起不了太大作用。

精疲力竭也不是入睡的保证，所以一般不会在跑马拉松时跑着跑着就睡着。实际上，入睡时间和时长取决于人体的昼夜节律，由一套专门的体内机制设定。管理睡眠规律的是脑中的腺体——松果体，它分泌褪黑激素使人放松和困倦，并受光照调节。人眼的视网膜检测到光并把信号传给松果体，松果体接收到的信号越多，释放的褪黑激素就越少（但还是会产生少量激素）。人体内的褪黑激素水平在整个白天逐渐升高，并且随着太阳落山增加得更快，换言之，人体的昼夜节律与日照长短有关。于是，我们通常在清晨醒来，到了夜晚感到困倦。

　　时差背后的原理也在于此。跨越时区的旅程意味着经历与平常完全不同的日光时间表，可能身体正感受着中午11点的日照强度，大脑却认为此时已经是晚上8点。人体的睡眠周期有精细的校准，"不同寻常"的褪黑激素水平则会扰乱睡眠周期。而"补觉"实际上没我们想象中那么容易。人的大脑和身体与昼夜节律紧密相连，因此要在预期外的时间强迫自己入睡非常困难（尽管也不是毫无可能）。用几天时间适应新的日照规律可以有效地重置昼夜节律。

　　有人或许会问，既然睡眠周期对光照那么敏感，那不会受到人工照明的影响吗？事实上是会的。人的睡眠规律自从人工照明普及以来，在最近的一两百年里已经出现了明显的变化，并且因文化而异。在那些较少接触人工照明或日照模式不同的文化（比如在高纬度地区）中，人们有适应于当地环境的睡眠规律。

　　人体的核心体温同样遵循简单的节律变化，在36～37摄氏度之间波动（对于哺乳动物来说这个范围已经相当大了）。下午的体温最高，夜幕降临时开始降低。通常到了上床睡觉那会儿，体温正处于最高点和最低点之间，在睡眠状态中降到最低点。这或许可以说明为什么睡觉时常常要盖毯子：因为入睡后比清醒时体温低。

　　还有一种现象更可以说明睡眠不仅仅是为了休息和保存能量：人们在冬眠的动物身上观察到了睡眠。也就是说，已经无意识的动物仍要睡觉。冬眠本身与睡眠不同：冬眠时，动物的代谢和体温会降得很低，持续的时间也比睡眠长，实际上更接近于昏迷。但是，动物在冬眠时仍会有规律地进入睡眠状态，也就是说它们会耗费更多能量去入睡！可见，睡眠只是为了休息的说法太片面了。

站在脑的角度来看更是如此，脑在睡眠过程中展现出复杂的行为。按照目前的理论，睡眠可以简要地分为四个时期：快速眼动睡眠期（REM）和三个非快速眼动睡眠期（非REM，即1期、2期、3期——神经科学家难得替外行人把事情搞得简单）。三个非REM睡眠期是根据不同的脑功能状态来区分的。

不同脑区的活动模式会同步，形成所谓的"脑波"。如果人群中其他人的大脑也都开始同步活动，那么可以叫"墨西哥脑浪"了吧[①]？脑波有几种类型，每个非REM期都有其特定的脑波类型。

在非REM睡眠1期，主要出现阿尔法波；2期出现奇特的梭形波；3期则以德尔塔波为主。随着睡眠进程的推进，脑部活动渐渐减弱，进程越深入，人就越难醒来。到了非REM睡眠3期，即"深度"睡眠期，人对外部刺激几乎就很少有反应了。这时如果旁边有人大喊"快醒醒！房子着火了！"，比起

① 足球赛等运动场观众席上人群依次举手起立再坐下形成波浪的场面被称为墨西哥人浪。——译者注

处于1期时，人的反应要慢得多。不过，此时的大脑也不会彻底停工，部分原因在于它在维持睡眠状态上还要发挥一定作用，不过更主要的原因还是假如彻底熄火，人就死了。

接下来就进入了REM睡眠，此时大脑的活跃程度不亚于清醒和警觉时。REM睡眠有一个有趣（有时还有点儿可怕）的特征，就是"REM肌肉麻痹"。这是通过运动神经元控制运动的脑功能基本关闭，让躯体无法动弹的现象。发生这种现象的具体机制还不清楚，可能是特定的神经元抑制了运动皮层的活动，或者是运动控制区域的敏感性降低，从而难以触发运动。不管怎样，总之出现了肌肉麻痹。

麻痹有麻痹的好处。因为REM睡眠是做梦的时期，假如运动系统还在全面开工，人就会把梦里的动作实实在在地还原出来。如果你能想起自己在梦里做了些什么，恐怕就明白为什么要避免让这种情形出现了。人睡着的时候意识不到周围的情况，如果此时还手舞足蹈的话，很有可能给自身以及身旁无辜的人造成危险。当然，脑不是百分百可靠，也就会造成REM睡眠行为障碍。这时，REM肌肉麻痹失效，患者把梦中的行为付诸真实的行动。正如刚才所说，这很危险，会导致我们马上就要谈到的梦游。

还有一些小毛病可能是我们日常更熟悉的，比如说入睡抽动，就是快要睡着时突然毫无防备地抽搐一下。那种感觉就像突然要跌落，然后在床上猛地一抖。该现象在儿童中多发，随着年龄增长而逐渐减少。入睡抽动的发生与焦虑、压力、睡眠障碍等有关，但总的来说似乎还是随机为主。有些理论认为，大脑误把入睡当作濒死，因而急切地想要把人唤醒。但入睡需要大脑参与，所以不太说得通。另一种理论说这属于残存的演化痕迹，来自还在树上睡觉的祖先：突然倾斜或翻覆的感觉意味着马上要从树上摔落，因此大脑一阵恐慌，把我们唤醒。还有可能是完全不同的原因，鉴于入睡抽动多发于儿童，也许是仍处于发育时期的大脑在布线神经连接，矫正脑的功能和流程。从多方面来说，我们永远无法从大脑这么复杂的系统里清除所有的小故障小毛病，因此成年后还是会发生入睡抽动。不过好在它基本上是无害的，只不过感觉有点儿怪罢了。

另一桩基本上无害但感觉不太好的事情就是睡眠瘫痪。出于某些原因，有时候意识分明已经恢复，大脑却忘记把运动系统重新打开。究竟为什么会发生这种现象，以及是如何发生的，目前人们还不确定，但主流观点认为，这与本来有序的睡眠阶段被干扰有关。睡眠周期的各阶段受到多种类型的神经活动调节，而相应的神经活动则受到多组神经元的调控。不同的神经活动有时未能平稳切换，重新激活运动系统的神经信号过弱，或是关闭运动系统的神经信号过强、持续过久，结果就发生了意识虽然恢复、对运动的控制却没有恢复的情况。概括说来就是，REM睡眠期间，运动系统的关闭状态还在继续，人却渐渐清醒，此时便发现自己动弹不得。通常这种情况不会持续太长时间，一旦大脑活动的其余部分恢复到正常的意识水平，压制住睡眠系统的信号，人就会恢复对动作的控制，只不过在此期间难免感到害怕。

　　惊恐并非无端产生。睡眠麻痹时的无助与脆弱触发了强烈的恐惧反应，具体机制我们下一节再讨论。这里要说的是，当恐惧感非常强烈时，人会产生幻觉，感受到房间里还有其他人，即所谓的鬼压床。像被外星人绑架的传闻、鬼交的传说等，很可能都根源于此。大多数经历过睡眠麻痹的人只是短暂且极为偶尔地遇到这种情况，但也有一些人会长期反复地陷入睡眠麻痹，通常与抑郁症之类的精神障碍相关，说明脑功能存在某些潜在的问题。

　　还有一种更复杂的现象，很可能也与睡眠麻痹有关，那就是梦游。这也要追溯到睡眠时大脑运动控制系统的关闭，只不过现在情况正相反，是关闭的力度不够或时机不对。由于梦游在儿童中较为多发，科学家推测是运动抑制系统尚未发育完全所致。有一些研究表明，一个可能的原因（至少起了一定作用）是中枢神经系统发育不完全。梦游会遗传，在某些家族比较多发，说明这种中枢神经系统的未成熟或许涉及某些基因的问题。不过，梦游同样会发生在受到压力、酒精、药物等一些因素影响的成年人身上，而那些因素也都有可能影响到运动抑制系统。有些科学家主张，梦游是癫痫的一种表现或变种，后者显然是大脑活动混乱失控的结果，因此，把梦游看作一种癫痫似乎也说得通。无论怎样，大脑把睡眠和运动控制功能弄乱而产生的现象都令人惊恐。

　　假如从刚一入睡开始，大脑就不那么活跃，也就不会有那么多麻烦了。但为什么大脑在睡眠时还要保持活跃呢？它到底在忙些什么？

高度活跃的 REM 睡眠期可能有多方面的作用，其中之一即与记忆有关。长期以来，有一种假说认为，大脑在 REM 睡眠期强化、组织和维持记忆。旧记忆和新记忆之间建立起联系；新记忆被激活，从而得到巩固，变得更易提取；很久以前形成的旧记忆受到刺激，从而确保与之相关的联系没有完全丢失，等等。该过程之所以发生在睡眠时，原因很可能在于此时没有外部信息输入大脑，可以避免引起混乱或把事情弄复杂。就像你不会见到有马路一边刷新路面，一边让车子照常在上面开来开去，道理是一样的。

但是，激活和维持记忆会有效地使记忆"苏醒"。久远的经历与最近的情景全混在了一起，产生了一连串片段；它们没有特定的顺序，也没有合理的组织，于是梦境常常显得怪诞和不现实。也有假说提出，大脑中负责注意和逻辑的额叶区总是试着为梦境中不自然的前后事件强加解释，因此我们在做梦时还是会觉得梦里所发生的是真实的，明明不可能的事情在梦中并没有像平常那样给人留下极不合理的印象。

尽管梦是离奇且不可预知的，有些梦却会反复出现，这类梦境往往与一些难题或忧虑有关。说实在的，假如生活中有某件事一直压在心头（比如答应写的一本书的截稿日期），你自然会不断想到它。结果，势必有许多与此相关的新记忆形成。新记忆需要组织，于是就在梦中多次、频繁地出现，最后你就会经常梦见一把火烧了出版社。

关于REM睡眠还有一种理论，认为它对幼儿格外重要，因为它不仅有助于记忆，支持、强化大脑中的全部神经连接，而且还起到辅助神经发育的作用。这一点或许可以解释：为什么婴幼儿远比成年人睡得多（通常一天超过12小时），并且REM睡眠期的比例更大（在睡眠总时间里约占80%，相反成年人的REM睡眠只占20%左右）。成年人则保留了较少的REM睡眠，以使大脑保持高效。

另外还有一种理论认为，睡眠对于清除大脑产生的垃圾至关重要。大脑中持续不停地进行着复杂的细胞过程，各种各样的副产物随之产生，这些垃圾必须清理。研究表明，垃圾清除的速率在睡眠期间比较高。换句话说，睡眠之于大脑，相当于饭店在午市结束后、晚市开始前的关门大扫除；门虽然关了，店里却依然忙碌，只不过在忙别的事儿。

不管真正的原因到底是什么，总之大脑要功能正常就离不开睡眠。被剥夺睡眠，尤其是REM睡眠的人，很快会在认知、注意、解决问题的技能等方面表现出严重衰退，应激水平升高、情绪低落、易怒，完成任务的表现全面退步。切尔诺贝利核事故和美国三里岛核事故都与工程师超负荷工作、过度劳累有关，"挑战者"号航天飞机失事同样如此。所以，当连续两天没有睡觉、正在上第三个连轴转12小时班的医生做出会产生长期影响的诊断时，我们最好还是先别照他的话做。长时间不睡觉的话，大脑会启动"微睡眠"，让你不时地打几分钟甚至几秒钟瞌睡。可是，人类早已演化得期待并需要长时间的无意识状态，时不时地打盹儿并不能真正满足我们。即便我们设法成功避免了缺觉引起的所有认知问题，也难逃与此有关的免疫系统受损、肥胖、应激和心脏问题的伤害。

所以说，假如你看本书时碰巧开始打瞌睡，不是书无聊，而是有疗效！

旧睡袍还是斧头杀人魔

（大脑与"战或逃"反应）

作为会喘气的大活人，我们的生存有赖于生物需求——睡、吃、动——获得满足。但是，关乎生死的还不仅仅是这些。广阔的天地中危机四伏，伺机置我们于死地。好在上百万年的演化为我们配备了一套精巧可靠的防卫系统以应对各种潜在威胁，非凡的大脑更赋予其极高的速度和能效。我们甚至还有一种专门识别和注意威胁的情绪：恐惧。但有一个缺点是，大脑把"不怕一万就怕万一"作为内设方案，让我们遇到并不一定有危险的情境时也照例感到恐惧。

恐怕绝大多数人对此都深有体会：睁着眼躺在黑暗的卧室里，墙上的阴影越看越不像屋外枯树的树枝，反而越来越像某种丑恶怪物嶙峋的胳膊。接着，我们就看到门边有个穿着斗篷的人影。

　　一定是朋友说过的斧头杀人魔！很显然，你陷入惊恐之中。然而，那个斧头杀人魔却一动也不动。当然不会动，因为那根本不是什么斧头杀人魔，而是一件睡袍，就是你先前挂在卧室门背后的那件睡袍。

　　没道理害怕一件睡袍呀！那到底为什么我们会对显然绝对无害的东西产生如此强烈的恐惧？其实，大脑并不相信这是无害的。哪怕我们住在尖角全部磨平的无菌罩里，对大脑而言，死亡也随时可能从最近的灌木中一跃而出。在大脑看来，日常生活无异于走钢丝，底下遍地是碎玻璃，还有满坑满谷的疯狂蜜獾[①]，稍有差池就会摔得惨不忍睹、痛不欲生。

　　大脑有这样的倾向不难理解。人类在危机四伏的野外环境中演化，只有那些稍有风吹草动就紧张多疑（也许真有猛兽）的人类才有机会活下来传播基因。结果，只要可能有威胁和危险，一整套反应机制（主要是无意识的）就会让现代人本能地做出反应，以便更好地应对所谓的威胁。这种至今仍活蹦乱跳的本能（人类至今也仍活蹦乱跳，真多亏了它）就是"战或逃"反应，从其简练精确的名字就可以猜出它的功能：面对威胁时，使人能够战斗或者逃跑。

　　你猜得没错，战或逃反应发起于脑。来自感官的信号到达脑，进入大脑的中心枢纽丘脑。如果把脑比作一座城市，那么丘脑就相当于总站，各式人等先到达此处，再被送往该去的地

---

① 蜜獾（*Mellivora capensis*），鼬科蜜獾属，据传是世界上最无畏、最大胆的动物。——译者注

方。丘脑连接了大脑皮层处理意识的较高级脑区以及中脑和脑干等更为初级的"爬行脑"部分，因此非常重要。

到达丘脑的感觉信息有时令人不安。这可能是陌生的信息，也可能是虽然熟悉但令人担忧的内容所致。比方说，你在丛林里迷了路，听到一声咆哮，这就属于陌生的信息；假如你独自在家，听到上楼的脚步声，这就属于熟悉但不妙的内容。不管哪种情况，向大脑报告的感觉信息都被标记为"不是好事"。随后在进行信息处理的大脑皮层中，进一步做分析的脑区会去检视这些信息，并提出"需要担心吗？"的质疑，同时在记忆中检索以前是否发生过类似的事情。如果信息不足以确定我们此时此刻的经历是安全的，大脑就会启动战或逃反应。

除了大脑皮层，感觉信息还会传到另一个专门处理强烈情绪——尤其是恐惧——的脑区：杏仁核。杏仁核的做法十分直白，感觉到有什么东西不太对就直接亮起红灯，反应速度远远快过大脑皮层进行复杂分析所达到的速度。这就是为什么令人惊恐的感觉，比如气球突然爆炸，会瞬间引起人的恐惧反应，之后你才会意识到只是虚惊一场。

随后得到信号的是下丘脑。下丘脑位于丘脑的正下方（名字由此而来），主要负责在体内"让事情运转起来"。还是拿之前的比喻来说，如果丘脑是车站，那么下丘脑就是车站外的出租车停靠站，把重要的东西送到城市各处需要发挥作用的地方。下丘脑的一大职能是启动战或逃反应，它通过交感神经系统把身体有效地送到"战场站"。

看到这里你可能会问："交感神经系统是什么？"问得好。

遍布全身的神经和神经元构成的网络叫神经系统。有了神经系统，脑可以控制身体，身体也可以与脑交流并对脑施加影响。由脑和脊髓组成的部分称为中枢神经系统，是做出重大决策的地方，正因为重要，它们被一层坚固的骨头保护着（也就是头骨和脊柱）。不过，这些结构还向外伸展出很多主要神经，它们分叉并延伸，最后到达支配（innervate）的部位（此处的"支配"是一个专门的术语，用来说明神经对器官和组织施加作用）。这些位于脑和脊髓以外、伸到远处的神经和分叉被称为外周神经系统。

外周神经系统分为两部分。一部分是躯体神经系统，又名随意神经系统，它连接脑和骨骼肌，使机体能够在意识控制下运动；另一部分是自主神经系统，掌管所有不受意识控制、保持机能的过程，主要与内脏器官相连。

接下来，我们可以说得再复杂一点儿。自主神经系统也分为两部分：交感神经系统和副交感神经系统。副交感神经系统负责维持身体较为平静的过程，比如饭后的消化，或是管理体内垃圾的排出。如果把人体各部分比作一部情景剧中的演员，那么副交感神经系统就是里面比较悠闲的角色，几乎总是坐在沙发里对其他人说着"放松一下"。

相反，交感神经系统则紧张到不行。它就像那个焦虑多疑的角色，总是把自己裹在锡纸里，逮着谁都要激动地控诉受到了美国中央情报局的什么迫害。交感神经系统常被称作"战或逃反应系统"，因为身体为了应对威胁所用的各种反应都由它引起。交感神经系统使瞳孔放大，确保有更多的光线进入眼睛，好让我们看清楚危险；它增加心率，同时调动外周和不太重要的器官、系统向肌肉输送血液（包括消化和唾液分泌，所以人在惊恐时会口干），来确保身体有尽可能充足的能量用于逃跑或战斗（于是就感到全身紧绷）。

交感神经系统和副交感神经系统总是处于活跃状态，通常相互平衡，保证机体各系统正常执行功能。但是，到了紧要关头，交感神经系统会掌管大权，把身体动员到战斗或（比喻意义上的）起飞状态。战或逃反应还会促动肾上腺髓质（位于肾的上方），让体内充满肾上腺素，产生一系列应对威胁时的反应，都是我们熟悉的：紧张、胃抽筋、呼吸急促喘不上气，甚至排便——因为身体并不想在逃命的时候携带额外的"体重"。

此时，人的意识也更加警觉，让我们对潜在危险格外敏感，同时也让我们无法继续关注可怕事件发生前正在处理的鸡毛蒜皮。这是大脑对危险的警觉与肾上腺素突然飙升的双重结果，使得某些活动得以增强，同时让另一些活动受限。

大脑的情绪处理同样上紧了发条，主要是因为涉及杏仁核。面对威胁时，我们需要受激发，以便或正面较量或尽快逃开，所以我们立刻变得强烈害怕或是愤怒，这使我们的精神更加集中，并保证不在冗长的"推理"上浪费时间。

面对潜在危险时，大脑和身体同时迅速转换到高度警觉的状态，快速做好应对的实际准备。但问题就出在这个"潜在"

上。战或逃反应在我们弄清楚是否确实有必要这么做之前就已生效。

　　同样，从道理上也讲得通：猜测老虎来了并迅速逃开的原始人，比那些说着"再等等，看看到底是什么"的同伴更有可能存活并留下后代。前者安然无恙地返回部落，后者却成了老虎的点心。

　　这种生存策略在野外非常管用，但对于现代人来说就相当烦人了。战或逃反应包括很多耗费体力的生理过程，而且反应产生的后果也需要花上一定的时间才能平息下来。光是飙升的肾上腺素就会在血液里留存一段时间，所以每有气球突然炸开都要全身进入战斗模式的话，就实在是太麻烦。我们经历一遍战或逃反应所需的全套紧张，到头来很快意识到并无必要。可是，肌肉还紧绷着，心脏还咚咚直跳，如果不靠发足狂奔或与入侵者扭打作一团来舒缓一下的话，还会因为过于紧张而引起抽筋、肌肉发僵、颤抖等其他不愉快的结果。

　　除此之外，还有已经增强的情绪感受。有些人被激起惊恐或愤怒后难以短时间内平缓情绪，结果往往冲着无辜的目标发泄了出去。你可以试试对一个紧张得一触即发的人说"放轻松"，看看会发生什么。

　　战或逃反应对生理的消耗还只是一方面。已调整到搜寻危险、定位威胁模式的大脑让问题变得更为棘手。首先，大脑会考虑当前的情况，对危险变得更为警觉。假如我们待在关了灯的卧室，大脑明白此刻看不太清，就会把注意力放在可疑的动静上，而我们知道夜晚很安静，所以一旦真有什么声音出现就会格外吸引注意，很有可能触发警报系统。另外，复杂的人脑赋予我们参与、阐发和想象的能力，也就是说我们会被没发生或不存在的事物给吓到，比如斧头杀人魔睡袍。

第3章会专门讲日常生活中大脑运用恐惧和处理恐惧的各种奇怪方式。当意识没有监督（还常常破坏）生存所需的基础进程时，大脑就格外擅长想象我们可能受到的各种伤害。伤害有时未必是身体上的，还可以是尴尬或悲伤之类的抽象形式，尽管对身体无害，但我们仍想尽量避免，而这就足以触发战或逃反应了。

—— 第 2 章 ——

记忆天赋（保存收据）

人类的记忆系统及其古怪之处

"记忆"一词现在常能听到，但基本都是从技术层面来讲的。计算机的内存也叫记忆，指的是信息的储存空间，这个"记忆"已经成为人人都理解的日常概念。手机有记忆，iPod有记忆，就连U盘也叫记忆棒。比一根棒还简单的东西可不多呀！难怪有些人觉得电脑的记忆和人脑的记忆在工作方式上差不多——信息输进来，大脑进行记录，需要时再提取出来。对不对？

错！数据和信息被输进电脑的内存，等到需要提取时，除非出现什么技术故障，正常情况下会与当初存进去时一模一样地被提取出来。在这个程度上，可以说两者是相似的。

可是，假如有一台电脑会自行决定储存的信息当中有一些比另一些更重要，至于原因则一直没搞清楚。或者，这台电脑归档信息的方式毫无逻辑，你只能在随机的驱动盘和文件夹里费力搜寻最重要的基础数据。又或者，它总是冷不丁地自作主张把那些比较私密又令人尴尬的文件夹打开，比如存了全套爱心熊同人色情小说的文件夹。再或者，这台电脑觉得它不太喜欢你存进去的某些信息，后来就擅自替你把信息改掉了。

再想象有一台电脑，它会干出上述**所有**事情，并且**总是**如此运作。恐怕开机不到半小时，它就会被你从三楼办公室的窗户丢出去，与楼下停车场的水泥地面来个一了百了的最终会面。

可是，人脑就会对记忆干出**以上所有事情**，并且一而再再而三地干。如果是电脑，大可以再买一台新的，或者带着这台功能错乱的电脑回到商店，冲着把它推荐给你的店员大发雷霆；而回到人脑的话，我们算是被坑定了，甚至连关机重启和重装系统都做不到（在上一章你已经看到了，睡眠当然不算关机）。

这只不过是一个例子，却足以说明为什么对现代的神经科学家讲出"人脑就像电脑一样"的话后可以欣赏到他们强忍受挫之心的扭曲表情。因为记忆系统恰恰表明，这种类比过于简化且充满误导性。本章将考察大脑记忆系统中一些更令人困惑又着迷的特点。我会尽量把它们描述得"令人难忘"，不过我没法保证，毕竟记忆系统实在太难搞了。

我到这儿是干吗来着？

（长期记忆和短期记忆之分）

我们都有过这种体验吧？有时候，原本正在房间里做着什么事，突然想起来要到另外的房间拿个东西。起身去拿的半路上，被什么打了岔，好比说注意到广播里放的曲子，听到旁边有人说了什么好笑的话，或是突然想明白了之前看过的某部电视剧中琢磨了好几个月的剧情大转折。不管是什么吧，反正就是到了要去的那个房间，却一下子想不起到底是来干什么了。这种令人沮丧、心烦，还浪费时间的情况，却偏偏是大脑处理记忆的方式出奇复杂而造成的诸多怪癖之一。

大多数人最熟悉的记忆分类方法是区分短期记忆和长期记忆。两者区别明显，但又相互关联。它们的名称很恰当：短期记忆最多持续一分钟左右；长期记忆能够与你相伴终生，实际上也的确如此。有人把回想起一天前或几小时前的事称为"短期记忆"，那是错的，它们都是长期记忆。

短期记忆维持时间不长，但负责对实时的信息做有意识的操作，也就是我们当前正在想的事。我们之所以能够思考，是因为信息就在短期记忆中；这就是短期记忆的功能。长期记忆提供了丰富的数据辅助我们思考，但真正进行思考的是短期记忆。（因此有些神经科学家更喜欢说"工作记忆"，它实际上是短期记忆再加一点额外的处理，后面我们会说到。）

很多人可能想不到短期记忆的容量非常小。目前的研究结论认为，短期记忆的平均容量是一次最多4样"东西"。假如要背一组单词，那么人只能记住其中的4个。这个数值是根据无数次实验得到的，实验人员让人们回忆刚刚看到的一组单词或物品，能够很有把握地回想起来的平均个数为4。多年以来，这个容量值一直被认为是7加减2，源起于乔治·米勒（George Miller）在20世纪50年代做的实验，所以也常有人称其为"神奇数字"或"米勒定律"。然而，重新评估回忆结果并修正实验方法后，目前的数据表明，真实的短期记忆容量更可能是4样东西。

此处我用了一个模糊的说法"东西"，不是（好吧，不只是）因为我说不清，实际上在短期记忆当中把什么算作"1样东西"会根据情况而变。人们开发出了很多策略来突破短期记忆容量的限制，尽量扩大储存空间。其中一种方法叫"组块化"，意思是把事物归类为小的整体，即"组块"，从而充分利用短期记忆容量。比如，实验者要求你记"气味""妈妈""奶酪""像""你的"5个字词，那就有5样东西；但假如要求你记住"你妈妈的气味像奶酪"，那么就可以把这句话作为1样东西，当然也有可能让你和实验者打起来。

与之相反，我们并不知道长期记忆的容量能有多大，因为还没有人能活到把它装满，但它确实大得要死。为什么短期记忆就那么限量？部分原因是它在不停地工作。我们清醒时的每一刻（以及睡觉时的有些时刻）都在经历和思考着什么，源源不断的信息以惊人的速度进进出出。因此完全不适合把短期记

忆用作长期储存 —— 后者需要稳定和有序，否则就会像把你所有的箱子和文件夹都扔到了繁忙的机场入口。

　　另一个因素是，短期记忆并没有"实体"基础；短期记忆储存在神经元的特定活动模式中。我来解释一下："神经元"是脑细胞或者说神经细胞的正式说法，它们是整个神经系统的基本单元。本质上，每个神经元都是一个很小的生物处理器，能够接收和产生信号，信号的形式是沿着神经元最外层的细胞膜输送的电活动。以此为基础，神经元与神经元之间还能形成复杂的相互作用网络。而在相关的特定区域，比如额叶的背侧前额叶皮层，神经元的活动就构成了短期记忆的基础。通过扫描脑部可知，很多精密复杂的"思考"都发生在额叶区。

　　以神经元活动的模式储存记忆会带来很多问题。有点儿像把购物清单列在卡布奇诺的奶泡上，单纯从技术层面来讲是有可能做到的，因为奶泡会让字形保留一会儿，但维持不了很长时间，因而以这种方式储存并不实用。短期记忆用来快速处理和操作信息，而在源源不断的信息流中，不重要的会被忽略，然后很快被覆盖或消失。

　　这套系统并非万无一失。实际上，常有重要内容还未得到恰当的处理就从短期记忆中被顶了出去，于是就出现了"我到这儿是干吗来着"的情节。短期记忆还会负荷过重，受到太多新信息和新要求的轰炸而无法集中到任何一点上。你一定见过这样的情景：身处嘈杂的环境（比如小孩子的聚会，或是闹哄哄的工作会议），每个人都在哇啦哇啦地说话，有人突然大叫："我完全不明白在干吗"。这话说得一点儿没错，此时短期记忆已经没办法应付超载的工作量了。

那么问题来了：既然用来"想"的短期记忆只有很小的容量，我们还做得成什么事儿啊？难道不应当是干坐着连一只手的手指头都数不清吗？幸运的是，短期记忆与长期记忆相连，因而长期记忆分担了很多压力。

就拿专业译员来说吧，他们一边听着内容又多又长的演讲，一边把演讲翻译成另一种语言。这显然超出了短期记忆能应对的范围吧？事实上，并没有。如果让一个**还在学习外语**的人试着同声传译，那么当然会是一项艰巨的任务。可对于译员来说，两种语言中的字词和结构都已储存在长期记忆中（大脑甚至还有专门负责语言的脑区，就像后面我们会说到的布罗卡区和韦尼克区等），短期记忆只需要处理词序和句意，而这是它做得到的，尤其在经过训练后。所有人都存在此类短期记忆与长期记忆的相互作用，你不必在每次想吃三明治的时候都去学习三明治是什么，但你会在进厨房的那一刻忘记自己来是因为想吃一个三明治。

信息有多种途径可以变成长期记忆。在意识层面，我们可以靠背诵让短期记忆转变为长期记忆，比如反复默念某个重要的电话号码。反复的必要性在于，与短期记忆短暂的电活动模式不同，长期记忆基于神经元之间的新连接，而建立连接的基础是突触，重复想要记住的事情能够刺激突触的形成。

为了把信息从身体传到脑或是反向传递，被称为"动作电位"的信号沿着神经元传导，就像电流沿着惊人柔韧的电缆传送。一般情况下，次第相连的多个神经元组成一条神经，把信号从一处传导到另一处，因此信号要到哪里去必须经由一个神经元传给下一个神经元。两个（也可能更多）神经元之间的连接节点就叫"突触"。突触并不是一种直接接触的连接，实际上是一个神经元的某个终端和另一个神经元的某个开端之间形成的一道狭窄空隙（当然，很多神经元有多个开端和多个终端，只不过知道这点会搞得我们更糊涂）。当一个动作电位到达突触时，突触前端的神经元便把一些名为"神经递质"的化学物质喷进突触；神经递质穿过突触，到达下一个神经元，与其细胞膜上的受体结合；神经递质一旦结合受体，就在该神经元上引发动作电位继续向下传导，直至下一个突触。后面我们会说到，神经递质有很多不同的类型，各有不同的作用和功能。识别并结合不同神经递质的受体也各不相同，就像防盗门必须用相应的钥匙、密码、指纹或视网膜扫描才能打开一样。

突触被看成是脑中真正"记住"信息的地方。和硬盘里特定的一串0和1代表某个文件一样，特定区域的一群突触代表了某段记忆，当它们被激活时，我们就有了一段"回忆"。所以，突触就是记忆的实体形式。就像我们可以从纸上的墨迹中读出具有含义的字词一样，当某个或某一群突触变得活跃时，大脑就解读出了一段记忆。

通过形成新突触新建长期记忆的方式叫作"编码"，即记忆在脑中储存的过程。

大脑有相当快的编码速度，但开始编码前会需要一点时间，所以短期记忆要先靠不那么持久却更为迅速的活动模式来储存信息。短期记忆并不形成新的突触，只是触发一些多功能的突触。利用复述信息的方式可以使短期记忆保持足够长时间的"活跃"，让长期记忆有时间编码。

不过，"死记硬背"法并不是让我们记住事情的唯一方法，显然我们也没有用此法来记忆所有一切能记住的**东西**。没那个必要。有足够的证据表明，我们的每一段经历几乎都会以某种方式储存在长期记忆中。

来自各个感官的信息以及与之伴随的情绪与认知等全部传到大脑颞叶中的一个区域：海马。海马是极其活跃的脑区，不停地把源源不断的感觉信息编入"个体"的记忆。从大量实验证据来看，海马区就是实际编码记忆的地方。海马受损的人表现出无法编码新记忆的问题；而总是在学习和记忆新信息的人则有着体积明显更大的海马（例如伦敦的出租车司机，其海马显著增大，后面我们会说到海马负责处理空间记忆和导航），说明对海马的依赖程度以及海马的活跃程度都更高。还有些实验"标记"了新形成的记忆（过程很复杂，包括注射一些在神经元形成时需要用到的蛋白质，同时这些蛋白质又要能被检测得到），发现它们集中在海马。除了这些证据外，近来更先进的扫描实验还能实时检测海马的活动。

海马编制的新记忆被"后面"不断形成的更新的记忆慢慢推进大脑皮质。完成编码的记忆逐渐加强加固的过程叫作记忆的"巩固"。因此，靠短期记忆不断重复直至记住并非制造新的长期记忆时不可或缺的一步，但它通常可以作为一种好方法来确保一段特别编排的信息能够被编码。

就拿电话号码来说。它只是一串数字，而数字已经存进长期记忆，为什么还需要再次编码？不断重复电话号码，是为了标示出这串数字特定**序列**的重要程度，需要作为专属记忆被长期记住。重复的过程相当于短期记忆给一小段记忆贴上"加急"标签，然后再把其送到文件归档处。

那么，如果说长期记忆把一切都记住了，那为什么我们还是免不了会忘事呢？问得好。

目前达成的普遍共识是：被遗忘的长期记忆其实还在脑子里，除非外伤造成物理性损坏（这种情况下，记不住朋友的生日似乎也不怎么要紧了）。不过，长期记忆要派上用场必须经过三个阶段：产生（也就是编码），有效储存（先是在海马，再是大脑皮质），提取。一段记忆如果取不出来，就和根本不存在没差别。这就好比你找不到手套了，虽然你还是拥有手套的，它们还在，但并不会改变你不得不光着手受冻的事实。

有些记忆容易提取，因为它们更突出（更醒目，更有意义，更强烈）。例如，附带强烈情绪的记忆往往很容易回忆，像自己的婚礼、初吻，或是那次往自动售货机里扔进去一包薯片的钱却出来了两包的好运。除了事件本身，同时回忆起来的还有当时的情绪、想法和感觉。所有一切在大脑中与特定记忆间产生了越来越多的关联，意味着前面说的巩固过程为这段记忆附加了更重大的意义，添加了更多连接，让它变得更加容易提取。相反，那些没有重要连接、孤零零的记忆（例如平淡无奇的第473个工作日）就没能得到充分的巩固，因而也就难以提取。

这种特点甚至被人脑用作一种生存策略，尽管是会使人不愉快的策略。一些遭遇过创伤事件的人常为记忆所苦，车祸、惨案之类的记忆在事情过去很久后还像"闪光灯"似的鲜活重现（详见第8章）。这是由于创伤发生时情感冲动过于剧烈，肾上腺素充斥大脑和身体，对事件的感知变得异常强烈，以至于记忆根深蒂固地扎根在脑海中，栩栩如生。仿佛大脑对发生过的可怕事件做出了鉴定："就是在这里，发生了可怕的事，**别**忘记了，我们**不想**再让噩梦重演。"然而麻烦的是，过于鲜活的记忆会制造混乱。

没有哪段记忆是孤立形成的。有一些怪诞的研究揭示，哪怕是在平淡无奇的场景中，获得记忆时的情境都可以成为帮助记忆提取的"触发器"。

有这样一个例子：科学家让两组被试者学习新东西，其中一组在普通房间里学习，另一组则穿着全套潜水设备到水下学习。随后科学家分别在普通房间和水下测试了两组人学习指定内容的情况。结果显示，在与学习时相同的环境里接受测试的人，成绩明显好于那些在不同于学习时的环境里接受测试的人。同时，在水下完成学习和测试的人要比在水下学习，但在普通房间做测试的人分数高得多。

身⋯待在水下与学了什么并没有关系，但却构成了学习时的背景环境，对取用记忆很有帮助。学习时形成的记忆往往涉及当时情境，因此置身于原来的环境可以有效地"激活"一部分记忆，让记忆变得更容易提取，就像拼词游戏里给出了几个字母作为提示。

需要指出的重要一点是，关于自身经历的记忆只是记忆的一种类型，称为"情景记忆"，也叫"自传式记忆"，不用说大家也明白。但还有种"语义记忆"，信息基本上不涉及环境。比如你记得光速比音速快，但不记得这是在具体哪一堂物理课上学到的。记得法国首都是巴黎，属于语义记忆；记得在埃菲尔铁塔上犯晕的经历，则属于情景记忆。

以上都是我们有意识觉察到的长期记忆。还有一大类长期记忆，则是我们**不需要有意**去想的，像一些不假思索就有的能力，比如开车或骑自行车。这类记忆称为"程序记忆"，在此就不继续深入了，因为一旦深入你就会开始仔细琢磨，这样一来反而可能会令记忆的使用变得困难。

总而言之，短期记忆速度快、可操纵、时间短；长期记忆连续、持久、容量大。这就是为什么你会一直记得学生时代发生的某件事，却在去房间时因为一点儿小事分心而忘了自己为何会出现在那里。

嘿，是……你啊！就那会儿……那什么……

（为什么我们记得人脸却想不起名字）

"你记得那个以前和你一起上学的女孩吧？"

"能说具体点儿吗？"

"就那个，个子高高的女孩。暗金色头发，发色介于我们俩之间，不过我觉得她是染的。以前住我们隔壁，后来父母离婚了，她妈搬到了琼斯家去澳大利亚之前住的那套公寓。她姐姐跟你表哥是朋友，后来跟镇上来的男孩搞在一起怀孕了，当时也算是丑闻了。她老穿一件红色外套，其实并不衬她。你知道我说的是谁了吗？"

"叫什么名字？"

"想不起来了。"

我无数次经历像这样的对话，和我妈、我奶奶，还有家里的其他人。显然，他们的记忆还有对细节的把握毫无问题，他们列举出的个人信息足以让维基百科甘拜下风。但很多人都表示，若要让他们想起名字就费力了，甚至想起站在眼前的人叫什么都得绞尽脑汁地回想。我自己也遇到过类似的情况，发生在婚礼上尤其尴尬呀。

为什么会出现这种情况？为什么我们能认出别人的脸却想不起他们的名字？面孔和名字在识别一个人的时候难道不是同等有效的信息吗？要明白究竟是怎么一回事，我们就需要对人类记忆的运作再挖掘得稍微深入一点儿。

　　首先，人脸的信息含量很大。面部表情、目光接触、嘴部动作等，都是人类交流沟通的基本方式。从一个人的面貌特征还能看到很多东西，如眼珠颜色、头发颜色、骨架、牙齿排列等，都可以作为识别依据。正因为如此，人脑似乎演化出了一些特点来辅助与增强面部识别与处理，像是模式识别、从随机图案中认出人脸的普遍倾向等（详见第 5 章）。

　　与之相比，人的名字提供了什么信息呢？它们有可能作为某种线索提示一个人的背景或文化出身，但一般说来只是几个字、一串随意的符号、一小段音节，让你知道它们属于某张特定的脸。可那又怎样？

　　正如前面所说，要让有意识获得的一段无规律信息从短期记忆变成长期记忆，往往需要不断重复。不过，这一步有时可以跳过，尤其在信息附带了某些特别重要或特别刺激的因素时——意味着形成了情景记忆。假如你遇到一个人，是你见过的最美的人，你对此人一见钟情，恐怕这位爱慕对象的名字会让你兀自默念好几个礼拜。

　　这种情况并不常有——幸好没有，所以在认识一个人时，如果想要记住对方的名字，唯一有把握的方法就是趁它还在短期记忆时不停复述。可麻烦在于，不断重复的方式既费时间又占用脑力资源。就像先前所举的"我到这儿是干吗来着"的例子，正想着什么事情时，遇到新任务要处理，当下所想的事会被轻易覆盖或取代。而当我们与某人初相识时，对方很少会只说名字而其他什么都不说，难免要在交谈中涉及来自哪里、做什么工作、有什么爱好、感兴趣的方面等。社交礼仪要求我们在初次见面时表现得风趣（哪怕我们其实对此毫无兴趣），而我们致力于展示的每一点幽默都会让对方的名字来不及编码就被挤出短期记忆的可能性变得更高。

大多数人能记得好几十个名字，并且每次在需要记一个新名字时也并不觉得太费力气。这是因为我们的记忆把听到的名字与正在互动的那个人联系了起来，人与名字在脑中建立了联系。随着互动增强，与人、与其名字的联系也越来越多，也就不再需要有意识地复述，通过长时间接触已经在更下意识的层面上进行了"复述"。

人脑有很多制造短期记忆的策略，其中之一就是在得到大量细节的同时，记忆系统会倾向于着重注意听到的第一条和最后一条信息（分别称为"首因效应"和"近因效应"）。所以，通常做介绍时，如果名字是我们听到的第一条信息的话（往往确实如此），就很可能让人印象深刻。

不仅如此。短期记忆与长期记忆还有一个尚未提到的差别，那就是它们对处理的信息**类型**有完全不同的偏好。短期记忆多是**听觉型**的，专注于处理字词和特定声音形式的信息。这也是为什么我们会有内心独白，并用语句而不是像放电影那样以一串画面进行思考。一个人的名字就是一种听觉信息，你听到名字时听的是几个字，想到名字时想的则是组成这几个字的音节。

与此相反，长期记忆则倚重于视觉和语意（也就是字词的意思，而不是字词的**读音**）。因此，比起没有一定之规的听觉刺激（比方说一个陌生的名字），更丰富的视觉刺激（好比说人脸）就更有可能被长期记住。

从纯粹客观的角度来讲，一个人的脸和名字大致无关。也许你听到过谁在得知某人名叫马丁时说"你长得真像个马丁啊"，但说实在的，仅凭看脸基本上不可能准确预测某人叫什么名字，除非这人把名字作为文身刺在了额头（如此醒目的视觉特征实在太让人难忘）。

接下来，假设一个人的名字和面容都已经成功储存进了你的长期记忆——哇，你真棒！那也只成功了一半。现在，你需要在有需要时使用信息。不幸的是，事实证明要做到后一半很难。

大脑是一大团错综复杂的接头和连线，就像规模有宇宙那么大的一团圣诞树灯。组成长期记忆的就是这些接头——也就是突触。单独一个神经元就可以与其他神经元形成数万个突触，而大脑由数十亿个神经元组成。这些突触意味着，某一段记忆与需要据此进一步"执行"任务的脑区（即负责合理化和制定决策的区域，比如额叶）之间是有联系的。在这些联系的基础上，你脑中负责思考的部分才能"拿到"记忆。

一段记忆的相关联系越多，突触就越强（或者说越活跃），要使用这段记忆就越容易，就好比去一个四通八达的地方要比去湮没在荒郊野外的一座废弃仓库更容易。比如说你的长期伴侣，他（她）的名字和脸会出现在你大量的记忆片段当中，因而总是位于你的意识前沿。可其他人未必享有这种待遇（除非你的人际关系非常另类），因此记住他们的名字就变得比较困难。

可是，既然大脑已经储存了人脸和人名，为什么我们最终还是只记得其一而记不住其二？这是因为，大脑在回忆时实行的是一种双轨制记忆系统，结果就造成了一类普遍而恼人的感觉：认得出某个人，但想不起来为什么或怎么会认得，也记不起对方的名字叫什么。其根源在于大脑对人／事有熟悉与回忆之分。解释得更清楚一点，熟悉（或者说认得）是指在遇到某个人或某件事时知道自己见过或做过，但此外就什么也没有了，只知道记忆里已经有这个人或事存在。而回忆是指能回想起当初怎么认识和为什么认识这个人的记忆。认得一个人仅仅标示出了有记忆存在的事实。

大脑有好些方式方法来触发一段记忆，但我们确认其存在时并不需要"激活"它。想象一下要在电脑里保存一份文件，而电脑提示"该文件已存在"？情况与此有点儿类似。我们只知道信息存在，不过你拿不到。

来看看这样一套系统有什么优点，它让你无须把宝贵的脑力过多地花费在思考是否遇到过某件事上。在自然界严酷的现实中，凡是熟悉的东西都是之前没能把你杀死的，于是你可以把精力集中在或许有威胁的新事物上。对于大脑来说，以这种方式工作是有演化意义的。既然一张脸要比一个名字提供更多的信息，脸就更有可能是"熟悉的"。

可这并不意味着现代人就不会为此深受困扰，我们经常不得不和确实认识却无法立刻准确回忆起来的人做些小小的交谈。从认出来到完全想起来的那个时刻，应该大多数人都经历过。有些科学家将其描述为"回忆临界点"，意思是某些东西正越来越熟悉，熟悉程度到达某个关键点时，最初的记忆彻底被激活。想要回忆起的那段记忆关联着好几段其他记忆，它们一起被触发，对目标记忆产生一种外周刺激或是低水平刺激，就像邻居家放的烟花把一栋黑漆漆的房子照亮。但是，目标记忆只有在受到的刺激超过一定程度或者说超过其临界点时才会被真正激活。

你也许听过"一齐涌上心头"的说法吧？又或许还记得突然想起问题答案之前那种"话到嘴边"的感觉？这些说的都是回忆临界点的变化：引起识别的目标记忆获得了足够的刺激，终于被激活——屋子里的人被邻居家的烟花弄醒，打开了所有的灯，这下所有相关联的信息都可以拿到了。记忆被正式唤起，"嘴边"也可以恢复其正常的赏味职责，不用再为鸡毛蒜皮提供希望渺茫的储存空间。

总的说来，人脸因为更"有形"而比名字更好记，而想起一个人的名字更可能需要完全的回忆而不是简单的识别。假如下次见面时我没能想起你的名字，我希望以上内容能让你意识到，那并非出于无礼。

当然，从社交礼仪的角度看，我恐怕确实失礼。可至少你现在知道是为什么了呀！

一杯红酒助回忆

（酒精竟然有助于记忆）

　　人们爱酒。正因为太爱酒，与酒精有关的问题在各类人群中日趋严重。并且，酒精带来的问题广泛且持久，人们为此已经耗费了无数资金。那么，为什么这样一种害处极大的东西竟会如此大受欢迎？

　　原因或许是，酒使人快乐。酒会引起脑中负责奖赏和愉悦的区域（详见第8章）释放多巴胺，从而引发奇异而欣快的陶醉感，让社交场上的饮酒者十分开心。除此之外，社交对话在酒精的催化下越来越热烈，酒几乎成了庆典、联谊，甚至一般娱乐活动上必不可少的元素。正因为如此，我们也可以理解为什么酒对身体造成的伤害常常被忽略。宿醉当然糟糕，不过和其他人比较一下谁醉得更厉害并互相笑话对方宿醉的严重程度倒也成了加深友谊的一种方法。而且，虽说喝醉发酒疯的样子在某些情况中会特别令人震惊（比如说在学校里，尤其是上午十点钟的时候），但要是大家伙儿一起发酒疯，那就很好玩了，对不对？喝酒是一种必要的放松，让我们从现代社会强加的沉重和规矩中解脱。所以呢，爱酒之人将酒精的负面作用视为一种值得付出的代价。

　　酒精的负面作用之一是记忆丧失。酒和记忆丧失摇摇晃晃地携手相伴。在情景喜剧和脱口秀中，甚至在讲个人逸闻时，一个经典的笑料就是当某人酩酊大醉后，早上醒来发现自己躺在意想不到的地方，身边是交通路障、陌生衣物、打鼾的陌生人、愤怒的天鹅，或者其他什么正常情况下不会出现在卧室里的东西。

既然如此，为什么这部分的小标题还在说喝酒可能**有助于**记忆呢？好吧，我们需要先来看一看为什么酒精会影响人脑的记忆系统。毕竟我们每次不管吃什么东西都要吸收数不清的各种化学物质，那些物质怎么就没让我们口齿不清，也没让我们与路灯干上一架呢？

这就要怪酒精的化学成分了。人体和大脑有好几层防御机制（包括胃酸、复杂的肠黏膜、专门防止各种物质进入大脑的屏障等）阻挡可能有害的物质进入。可是酒精（尤其是可供饮用的乙醇）能与水相溶，并且分子小到足以穿过以上所有屏障。因此，喝下去的酒精最终随着血流跑遍全身。当它们在脑中积累，便会开始给一些特别重要的工作使绊子、搞破坏。

酒精是一种抑制剂。这么说不是因为它会让你隔天早晨感觉沮丧和压抑（虽然实际上感觉就是这样），而是因为它实际上会抑制大脑神经的活动，就像有人调低了音响音量似的，减弱了神经的活动。可这为什么会让人做出**更加**荒唐的行为呢？如果说大脑的活动被减弱了，那么喝醉的人不应该静静地坐着淌口水么？

没错，有些人喝醉了正是如此。但要记住的是，人的大脑在清醒状态下的每一刻都承担着无数任务，它们不仅让有些事得以发生，同时也在**阻止**另外一些事的发生。大脑几乎控制着我们做的一切，但很显然各项事务不能同时进行，所以大脑的

很大一部分被用来抑制和暂停某些脑区的激活。不妨想象一下
大城市里的交通指挥，那是一项复杂的工作，某种程度上依赖
于停车标记和红绿灯的帮助。一旦少了它们，城市可能几分钟
内就会陷入一片混乱，乃至彻底瘫痪。类似地，脑的很多区域
提供了重要的基本功能，但它们只在必要的时候发挥作用。举
例来说，大脑中负责腿部运动的区域非常重要，可当你端坐着
开会时就不需要它发挥作用，于是这时就需要大脑中的另一部
分对控制腿的区域说："兄弟，现在不用动。"

而在酒精的影响下，脑中原本应该管控或抑制眩晕、欣快
和愤怒的红色交通灯变暗甚至关闭了。酒精还让负责口齿清晰
或走路协调的区域也停工了。

值得注意的是，人体中那些比较简单的基础系统，比如控
制心率之类的系统，很不容易被改变，相当稳固；而那些比较
新的、更精巧的过程则更容易被酒精干扰或损伤。现代科技中
也有类似的情况：一台20世纪80年代的随身听被你从楼梯上
摔下去也许还能播放，而桌角的智能手机被轻轻拍了一下就换
来一张高额修理账单。看来精巧的代价就是容易坏啊！

脑和酒精之间也是这样，"高级"功能首当其冲。像社交
禁忌、羞耻心、头脑中"这么做恐怕不好"的小声音，都被酒
精快速压制。喝醉后，人变得更容易想到什么就直接说出来，
或是更有可能做些疯狂的举动来博人一乐，比方说，欣然应允
写一整本关于大脑的书。

最后被酒精干扰的（能到这个地步说明已经喝了不少）是

心率、呼吸等基础生理过程。喝酒喝到这个程度，大脑恐怕已经行使不了担心的功能，实际情况却非常值得担心。

记忆系统位于这两个极端之间，既是基础的，又是复杂的。酒精似乎特别容易干扰海马，也就是主要负责形成和编码记忆的脑区。短期记忆也会受限制，但隔天醒来时发现记忆出现的可怕空白其实就是海马受到了影响，使得长期记忆被干扰而造成的。当然，记忆并不会完全被关闭，通常还是有记忆在持续形成着，只是效率更低，也更杂乱了。

有趣归有趣，对于大多数人来说，喝酒喝到记忆的形成被彻底阻断（断片）通常意味着已经醉到说不了话、直不起身的地步。然而，酒精依赖者不一样。他们长期大量饮酒，由于喝得太多，身体和大脑已经产生了适应性，甚至可以说变得需要定期摄入酒精，因此尽管他们的饮酒量比常人所能承受的多得多，却还是（或多或少）能保持直立并有条理（详见第8章）。

尽管如此，摄入的酒精依然会对他们的记忆系统造成影响，并且如果在脑袋里晃荡得太厉害，记忆的形成会彻底歇菜，不过强大的耐受力会让他们**依然保持正常的谈话和动作**。一切毫无外在迹象，但十分钟后，他们对自己刚说了什么、做过什么便印象全无。这就像打电子游戏打到一半时走开，游戏被别人接手，旁观游戏画面的人看起来没有什么变化，但原来打游戏的人待在厕所里对发生了什么一无所知。

没错，酒精扰乱人的记忆系统。可是在某些非常特殊的环境下，酒精还真的会**帮助**回忆。这种现象被称为"状态特异性回忆（state-specific recall）"。

我们在前面说过，外界情境可以帮助人们回忆，身处与记忆获得时相同的环境能让人更容易提取记忆。不过还有更棒的，用到内部情境或者说"状态"，因此被称为"状态依存性回忆（state-dependent recall）"。简单地说，像酒精、兴奋剂或其他会改变脑活动的物质会带来特殊的神经活动状态。当大脑突然需要应对这样一种周身循环的物质时，一定会加以留意，就像房间里如果突然全是烟，你一定会警觉一样。

情绪上也是如此。假如在心情正糟糕时得知了某事，之后当你又心情糟糕时就更有可能回忆起来。把情绪和情绪失常总结为脑内"化学物质失衡"可能过于简化（尽管很多情绪失常的人确实如此），但大脑确实能够识别那些导致特定情绪和来自特定情绪的化学物质的整体水平与电化学活动，实际上大脑也正是这么做的。因此，头脑的**内部**情境也有可能像**外在**环境一样有助于记忆的触发。

酒精会对记忆造成干扰，但那只发生在饮酒超过一定量时。当然存在享受几杯啤酒或红酒带来的陶然之感，并且第二天依然什么都记得的可能。而当你喝上两杯红酒后听到了什么八卦或重要信息，你的大脑很有可能把微醺的状态作为记忆的一部分一起编码，于是当你想要重温这段记忆时，不妨再喝两杯红酒（我是说改天晚上，不是前两杯刚喝完紧接着又喝）。这种情况下，红酒的确有提升记忆的功效。

请不要把这作为备考时大量饮酒的科学根据。要是喝醉了去考试，你遇到的麻烦将足以抵消酒精给记忆带来的那点微不足道的好处，尤其是如果你考的是驾照。

但这里还是给绝望的学生们一点希望吧：咖啡因对大脑有影响，会产生特定的内部状态，有助于触发记忆，而大量学生在考前临时抱佛脚时靠咖啡因通宵达旦，所以假如你们参加考试时也接受过量咖啡因的刺激，那么或许可以帮助你想起笔记上一些非常重要的内容。

说一个也算不上很有力的证据：我上大学时有一次（在不自觉间）采用了这个策略。那时我为了准备一门很没有把握的考试熬了个通宵，灌下很多咖啡。为了保持清醒，我进考场前又来了超大一杯。最后，我那门考试的成绩是73%[1]，是年级里的最高分之一。

不过，我并不推荐这种方法。我那次是考了高分没错，可整场考试我都无比绝望地想上厕所，为了多要点纸甚至管监考官叫爸爸，考完回家的路上还怒气冲冲地大吵了一架——和一只鸽子！

·

我当然记得，那是我的主意！

（记忆系统的自我中心偏误）

好了，我们现在已经讲到了大脑如何处理记忆，并且这种

---

[1]　英国大学的考试通常在70%以上的成绩属于一等成绩。——译者注

处理不见得直接、高效和前后一致。实际上,大脑的记忆系统在很多方面都不尽如人意,但起码我们最终还是可以把精确可靠的信息安全地储存在头脑里以备日后使用。

要真是这样的话,还挺棒的对不对?可惜,"精确""可靠"之类的词很少能被用来形容大脑所做的工作,尤其是记忆。大脑检索出的信息有时堪比猫咪吐出的毛球——面目全非。

人的记忆并不是像书页那样的静态内容或记录,而是经常会有改动或调整,以迎合大脑根据我们的需求所做出的判断(尽管很可能是错误的)。令人惊讶的是,记忆有很强的可塑性(也就是灵活可变不死板),能以各种方式被改变、抑制或曲解,即所谓的"记忆偏差"。而记忆偏差往往受到"自我"的驱动。

显然,有些人的自我极其强大,强大到让一般人忍不住幻想以各种诡计弄死他们,从这个角度看,他们倒也确实非常值得纪念。不过,大多数人虽然没有那么惊人的自我,但毕竟也是有的,并且也对记忆的本质特点和具体内容造成了影响。为什么会这样呢?

本书目前为止一直在说"脑"怎样怎样,似乎把脑作为一个单独的、独立的实体,而大多数关于脑的书或文章也都会采用这种方法,因为它符合常理。假如你想要提供某些科学分析,那么有必要尽可能客观理性,把脑当作一个普通的器官,就像心或肝那样。

但其实完全没必要,因为你的大脑就是**你**——至此,写作的主题拓展到了哲学范畴。作为个体的你我只是许许多多神经元发送电活动的产物，还是说我们远不止身体各部分的简单加和？意识真的产生于大脑，还是说它其实是内部某种与脑相连但并不"完全等同"的独立实体？自由意志和人类追求更高境界的能力究竟意味着什么？自从人们了解到意识植根于脑，这些问题就一直让思想家们苦苦求索。（今天看来，意识显然是由大脑产生的，但古人曾经相信心是意识的根基，而脑只是起着冷却或过滤血液之类的平凡功能。这种想法延续了数个世纪，现在的语言中还留有痕迹，比如"听从内心的声音"等说法。）

　　话题有点儿扯远了，一言以蔽之，科学解释和科学证据充分说明，正是脑中的各种处理过程支撑起了人的自我意识以及相关的一切（记忆、语言、情绪、感知等）。你的一切都由你的大脑造就，因此大脑所做的很大一部分工作就是使你看起来和感觉起来尽可能好，如同一个尽职尽责讨好大明星的跟班，会避免让她听到任何可能惹她生气的批评或让她不快的负面消息。而大脑做到这一点的方式之一就是调整记忆，使人自我感觉更好。

　　记忆偏差（或者说偏误）多种多样，其中一些实际上看不出是自我中心，但也有相当大一部分确实表现如此，尤其有一种就叫作"自我中心偏误"，指的是大脑会改动或调整记忆，然后以一种让我们看上去更好的方式来展示事件。例如，人们在回忆参与过的集体讨论时，往往会高估自己在其中所起的作用，认为自己对最终决定产生了不可或缺的重大影响。

最早讨论自我中心偏误的记录之一来自水门事件。当时知情者约翰·迪安[1]把他参与过的计划和讨论告诉了调查员，并表示后来的政治阴谋和对真相的掩盖正出其中。然而，调查员听取了会议录音，也就是相关讨论的最准确的记录后发现，约翰虽然抓住了事件的"要点"，但其声明中有许多地方与事实严重不符。最主要的问题是，他把自己描述成计划中富有影响力的核心人物，而录音却显示他最多只是个小配角。他也不是故意撒谎，只是夸大了自己的作用。为了迎合他对存在感和自我重要感的需要，他的记忆被"修改"了。

记忆修改不一定都发生在会让政府倒台的腐败事件上，在一些小事上同样会出现，比如相信自己在运动会上的表现要比实际情况更出色，或是回忆里自己钓上了一条大鳟鱼，而实际钓到的只是条小杂鱼。有必要指出的是，出现这种情况时，并不能就此证明某人在为了夺人耳目而撒谎或自夸。事实上哪怕我们并没有说给任何人听，记忆也常会发生这样的改变。最后一点非常关键：我们真心相信自己记忆里的版本是诚实而准确的。为了让自己的形象更讨喜而对记忆做出的调整和修改，多半完全是下意识的。

还有一些记忆偏差也会被认为是自我中心。有一种"支持选择偏误"，是指在必须从几个选项中做出选择时，即使当时的选择并非最佳，人们也会记成自己做出了最佳选择。实际

---

[1]　约翰·迪安（John Dean），前白宫法律顾问。——译者注

上，可能各个选项从优点和潜在收益上来看都相差无几，但大脑却会改变人的记忆，淡化那些未选选项的重要性，同时夸大所选选项，让你感觉自己非常明智，哪怕一切实际上都完全是随机的。

有一种"自我生成效应"说的是人更容易回想起自己说过的话，而相对不容易记起别人所说的话。你可能从来不确定别人说的是否准确可信，却相信**自己**的话真实可靠，可以认为你的记忆同样如此。

"本族偏见"就更惊人了，这指的是人们总是很难认识并记住与自己种族不同的人。自我中心并不一定是精细的、经过深思的，也会相对粗略地表现出来，比如优先对待或重点注意那些与自己有相同或相似种族背景的人，认为"我方"才是最好的。你或许完全不认同这种说法，可潜意识有时并没那么精妙。

大家可能听说过"事后诸葛亮"的说法，通常用在那些事情发生后自称早就什么都知道的人身上。一般他们的话都会被视为自夸或撒谎，因为"先见之明"根本没有派上用场。例如，"既然你早就确信巴利会喝醉，那干吗还让他开车送你去机场？"

无疑，确实有些人会用这种方式夸耀自己有先见之明，借此表现自己聪明、机灵，但另一方面，记忆也确实有"后见之明偏误"，让我们发自真心地把明明不可能在当时做出预测的事记成提前预知到的。同样，这也不是自我标榜式的谎言，而是记忆当真支持那些表述。大脑不惜改变记忆来提升人的自我，让我们感觉自己似乎懂得更多，也更自控。

再来看"衰退影响偏差"：负面事件带来的情绪化记忆要比正面事件引发的情绪化记忆衰退得更快。对于事件的记忆仍然完整，但其中情绪化的部分会随着时间褪色。而通常来说，不愉快的情绪似乎要比愉快的情绪消散得更快。显然大脑喜欢发生在我们身上的愉快经历，而不愿抱守那些"最好被替代"的东西。

以上只是一部分可以看作"自我胜于准确"的记忆偏误，大脑整天都在这么做。但为何如此呢[1]？准确无误的记忆难道不是明显比服务于私利的歪曲更加有用吗？

这么说既对也不对。明显与自我相关联的记忆偏误仅仅是一部分，还有一些记忆偏误则正相反。有些人显露出记忆的另一些特性，比如说"持久性"——明明不愿意想起的伤心事却偏偏在记忆中反复出现。这种现象很普遍，让人不断回想起的也不一定都是具有破坏性或恐怖的事。比如你可能正在马路上闲逛，思绪漫无目的地飘散，突然脑海里有个声音响起："还记不记得那天你在学校联谊活动上邀请妹子出去，结果她在大家面前奚落了你一通，你落荒而逃的时候撞到了桌子，还

---

[1] 至于究竟如何做到的就完全是另外一个问题了，具体机制目前还不明确，可能涉及意识对记忆编码和记忆提取的影响、自我指向的感知过滤，以及无数有可能起作用的相关处理过程，足以单独写一本书来说。——作者注

摔在了蛋糕上？"一瞬间，这段二十年前的记忆冷不丁地让你又羞又窘。其他记忆偏误，像童年期失忆[1]或情景依赖性记忆一样，其局限或者差错是由记忆系统的工作方式带来的，而不是基于自我产生的。

还有一点不可忽视：由各种记忆偏误造成的更改（通常来说）相当有限，不会出现重大的改动。我们记忆中参加某次面试时的表现可能比实际情况好一些，但不会把未通过面试记成得到那个职位。大脑的自我中心偏误还没有强大到生造出另一个现实的地步，它只是扭曲和调整回忆，但不会无中生有。

可是人脑究竟为什么要这么做？首先，人需要做出很多决策，如果在做决策时多少有一些信心就会轻松很多。大脑构建出一个关于世界运转的模型来让自己探索世界，它需要对模型的精确度充满自信（详见第8章的"幻觉"部分）。假如每做一个必须做的选择都需要对各种可能的后果进行一番权衡，那将极其浪费时间。而如果相信自己有能力做出正确的选择，自然会变得容易许多。

其次，我们的**全部**记忆都来自个人的、主观的视角。做判断时，我们只有自己的观点和理解可供参考，结果就导致与自己观点"相符"的判断在记忆中远远优先于那些不符的，即便它们并不完全正确，也会在记忆中得到保护和加强。

此外，自我价值感和成就感对于人类维持正常功能来说不

---

[1] 指成年人通常难以回忆起 2~4 岁之前的情节记忆。——译者注

可或缺（见第 7 章）。如果失去自我价值感（比方说抑郁症发作时），人会由衷地感到衰弱。而即便在功能正常时，人脑也更倾向于陷入对负面结果的担忧。比如有的人遇到重要事情（例如工作面试）就忍不住设想接下来**也许**会遇到的状况，尽管后来根本没有发生。这种过程被称为反事实思维（又称假设思维）。一个人想要正常运转，拥有一定的自信和自我十分重要，哪怕这种自信是通过操纵记忆人为产生的。

人总是以自我为中心，因而记忆并不可靠——这种说法可能会让一些人感到惶恐。如果人人都是这样，那我们还能相信别人说的话吗？也许每个人都因为潜意识里的自我讨好而记忆出错？好在我们也不必太惊慌，因为很多事还是得到了恰当而有效的处理，从整体来讲，自我中心偏误的害处相对不大。只不过，在听到有谁自吹自擂时最好还是持有一点怀疑主义精神。

就比如在这一章，我竭力向诸位说明的是记忆和自我的关联，可要是我只记住了那些支持我论点的论据，而忘掉了其他说法呢？比如我声称自我生成效应（人们对自己说过的话比对别人说过的话记得更牢）是由于自我中心，可还有一种解释认为原因在于大脑在我们自己说过的事情上参与了更多。我们要思考所说的内容、处理信息、完成说话所需的身体动作、听到说出的话并判断得到的反馈，理所当然会对此记得更牢。

还有支持选择偏误（即我们会把自己做出的选择视为最好的），这是属于自我中心的一个例子呢，还是大脑为了防止我们反复去想没有发生过或不可能发生的事情而采取的措施？毕竟人们常会设想"如果"，占用了很多宝贵的精力，却没有什么收获。

再来看跨种族效应（人们在回想一个与自己不同种族的人时觉得特别费力），这是偏向于以自我为中心的黑暗面呢，还是因为在同种族人群中长大的背景使得大脑在区分与自己种族相似的人时更有实践经验？

前面提到的各种记忆偏误，除了可以用自我中心来解释外，都还有其他解释。那么，这一整章不就体现了作者本人强烈的自我吗？不，不完全是。有大量证据可以说明自我中心偏误是真实存在的现象，譬如有些研究显示，相比于最近所做的事，人们更愿意也更能够批评自己多年前做的事，原因很可能是近期行为更能展现自己目前是什么样的人，距离太近以至于难以自我批评，于是就被抑制或忽视掉了。即使在一些问题上并没有真正的进步或变化，人们还是倾向于批评"过去的"自己并赞扬"现在的"自己。（"我小时候没有去学开车，因为那时候太懒了，到现在也还没学，但主要是太忙了。"）对过去的自我展开批评，表面看起来与自我中心偏误相矛盾，其实是在强调现在的自我有了很大的进步和发展，因而值得自豪。

无论根本原因是什么，总之大脑为了让记忆更讨喜，经常对其进行编辑，而且大脑对记忆的编辑和调整会出现自我持续的特质。如果我们记住和/或描述某件事时，对自己于其中扮演的角色稍加强调的话（例如我们去钓鱼时抓到了最大的鱼，而不是第三大的），原有的记忆就会被修改后的内容有效地"更新"（修改后的内容也可以被称作是一段新记忆，但因为和已有记忆内容关联密切，所以大脑不得不做些折中）。下一次回忆时，更新又会发生；此后一次次不断重复。上述过程都是在我们不知道或未曾意识到的情况下发生的，并且大脑十分复杂，以至于对同一种现象可以同时做出好几种不同的解释，都可以说得通。

好处就是，即便你看不太明白这部分写了什么，但很可能你还是记得自己看明白了，所以无论如何结果都一样。真棒！

我在哪儿？ ……我是谁？

（记忆系统什么时候会出错？为什么？）

这一章我们说到了脑的记忆系统有一些令人印象深刻、稀奇古怪的特性，而所有这些都有一个前提，那就是记忆在正常运作（姑且称之"正常"吧）。那么，假如有什么地方出错了呢？大脑的记忆系统受到干扰时会出现什么情况呢？我们已经知道人的自我会让记忆失真，但失真程度有限，几乎不会凭空为没有发生过的事情生造出记忆来——这么说主要是为了宽慰你们。好了，现在我要指出关键之处：我可没说这种事永远不会发生。

来看看"虚假记忆"。虚假记忆可能会带来危险，尤其当内容是可怕的事件时。曾经有报道称，一些很难说是否真出于好意的心理学家与精神病学家试图帮病人暴露受压抑的记忆，而最终病人似乎"产生"了（可能是无意间产生的）他们起初想要"暴露"的可怕记忆。这无异于心理层面上的给饮用水下毒行为。

最令人担忧的是，我们并不是非得有心理问题才会在头脑里产生虚假记忆，实际上几乎任何人都有可能出现虚假记忆。别人同我们说话的时候就能把虚假记忆植入我们的大脑，听起来或许有点儿荒诞，但从神经病学角度来讲也并非信口胡言。语言对人的思维方式显然极为重要，我们的世界观很大程度建立在他人对我们的看法以及对我们说了些什么之上（见第7章）。

有关虚假记忆的研究大部分集中在目击证人的证词上。大案要案中，无辜者的命运可能会因为证人记错了某个细节或对某件根本没有发生过的事情产生了记忆而被彻底改变。

证人在法庭上的陈述很有价值，可法庭却是最不适合获取证人陈述的地方之一。法庭上的气氛往往令人紧张胆怯，而证人充分认识到事关重大，宣誓"说出全部真相，除了真相别无其他，所以上帝保佑我！"。向法庭宣誓自己不会说谎，甚至还要劳驾宇宙的至高创造者来支援？[1]这可不是什么轻松悠闲的事情，很可能带来相当大的压力，使人心神不宁。

---

[1] 此处是指在英国等西方国家，法庭上证人宣誓作证时会有"向上帝保证"等誓词。——译者注

　　人们还很容易受到"权威人士"的暗示诱导。一项持续的研究发现，当人们的记忆受到质疑时，疑问的性质会对回忆内容产生重要影响。说到这一现象，最著名的人物就是美国的伊丽莎白·洛夫特斯（Elizabeth Loftus）教授，她在该领域做了大量研究。她本人常常列举一些令人担忧的案例，例如有些人接受了未经验证的、可疑的疗法而被（据推测是无意地）"植入"了极其痛苦的可怕记忆等。有个特别出名的案例，主人公名叫纳丁·库（Nadine Cool），20世纪80年代曾因为一段痛苦的经历而寻求治疗，结果被植入了自己曾加入邪教的详细记忆。这完全是无中生有，最终她把治疗师告上法庭，并成功获赔数百万美元。

　　洛夫特斯教授的研究详细描述了几项实验，其中包括给受试者播放一些车祸或是其他类似事故的录像，然后提问受试者观察到什么。结果总是发现（包括这些实验和其他实验），提问的措辞会直接影响受试者回忆起的内容。而目击者证词就与这种现象有很大关系。

　　在某些情境下，比如作证的人很焦虑，还遇到权威人士（比方说法庭上的律师）发问，特定的用词就可能"生造"出一段记忆。举例来说，假如律师问："发生切达大抢劫时被告人是否在奶酪店附近？"那么证人可以按照自己记得的情况回答是或不是。可如果律师问的是："发生切达大抢劫时被告人在奶酪店的哪个位置？"那就预设了被告人**肯定在那里**。证人不一定记得看到了被告，可是当一个有地位的人把被告在那里作为事实提出来时,这种问法就让大脑对原本的记录产生了怀疑,并进而调整记忆使之与"可靠"来源表述的"新事实"相一致。最后证人或许会说"我想他是站在××干酪旁边",并且真的相信自己所言属实,尽管当时他或她其实并没有看到。对社会至关重要的系统竟然有如此刺目的弱点,实在令人匪夷所思。我曾经被要求出庭作证,证明控方的所有目击证人可能都出现了虚假记忆。但我拒绝了,因为担心那会在无意中摧毁整个司法系统。

瞧,在记忆系统**正常运作时**去干扰它是一件多么容易的事情!那么负责记忆的大脑机制真的有什么地方出错了的话又会发生什么?造成出错的情况千千万万,哪一种都不太妙。

最极端的一种情况是脑部严重损伤,比如阿尔茨海默病等神经退行性疾病引起的脑部损伤。阿尔茨海默病(以及其他形式的痴呆)是脑部大范围细胞死亡所造成的,可能引发多种症状,其中大家最熟悉的就是难以预料的记忆丧失和记忆障碍。具体原因还不确定,不过目前的一种主流理论认为,这是由神经原纤维的缠结所造成的。

神经元是一类细长的、有很多分叉的细胞,细胞内有蛋白质长链组成的骨架(就叫细胞骨架)。这些长链被称为神经丝(neurofilament)。就像多条线交织成一根绳那样,多根神经丝交织成一条更"强韧"的结构,即神经原纤维(neurofibril)。它们给神经细胞提供结构支撑,协助细胞内重要的物质沿其运输。然而由于某些原因，有些人原本排列整齐的神经原纤维会变乱，最后缠结在一起，就像花园里的浇水软管在人走开5分钟之后会变成的样子。有可能是因为相关基因出现了一个微小但却关键的突变，造成蛋白质以意外的方式折叠；也可能是因为某些目前还不清楚的细胞过程随着年龄增长而变得多发。不管是什么原因，神经原纤维的缠结会严重影响神经元的工作，中断神经元的基本进程，最终导致细胞死亡。这种情况会发生在大脑的各个部位，与记忆相关的所有脑区几乎都会受到影响。

不过，记忆受损不一定都是细胞水平上出现问题造成的。脑卒中（又叫中风）由脑部的供血突然受阻引起，同样会破坏记忆。负责编码和加工所有记忆的海马区是一个资源密集的脑区，需要连续不断的营养供给和代谢，尤其需要燃料。而脑卒中会切断供给，尽管只是暂时的，类似拿掉笔记本电脑的电池那样。短时间可能没什么大碍，但损伤却已经造成，记忆系统从此就不如以前了。不过还是有乐观之处，因为血液有多种途径可以送达脑部，只有非常严重或是特定位置的脑卒中才会造成严重的记忆损伤。

"单侧"和"双侧"脑卒中也有区别。简单来说，大脑有左右两个半球，每个半球各有一个海马；同时影响两个海马区的脑卒中非常凶险，但如果仅影响一侧半球的话就容易处理一些。我们对记忆系统的了解有很大一部分要感谢那些因为脑卒中或是意外伤害而记忆不同程度受损的被试者。与记忆相关的科学研究经常提到一位被试者，那是一名失忆症患者，某次一根撞球球杆不巧从他的鼻子戳进去，一直戳到脑部，造成了严重的损伤。看来真的没有哪项运动可以称得上"无身体接触"啊！

还有一些案例中，患者处理记忆的脑区被通过手术移除了，研究者最初就是通过这种方式确定了哪些脑区负责记忆。在脑部扫描等华丽技术问世之前，曾有一位著名的病人H. M.。他患有严重的颞叶癫痫，即大脑颞叶区频繁引发剧烈的癫痫发作，最后只能下决心把它们切除。手术取得了成功，癫痫发作停止了。然而不幸的是，同时停工的还有他的长期记忆。自此，病人H. M.所记得的事最晚只到手术当月，往后的事就再也记不住了。他能记得不到一分钟之前发生的事，接着就会遗忘。人们这才知道，颞叶正是大脑中所有记忆形成的地方。

研究人员如今依然在研究海马受损造成失忆的病人，以期不断了解海马还有哪些影响更深远的功能。例如，就在2013年，一项研究发现，海马损伤会使创造性思维能力受损。不难理解，要是无法保存和提取有趣的记忆并结合刺激展开联想，要有创意肯定很难。

有意思的是，病人H. M.的记忆系统并**没有**丢失。他显然保留了短期记忆，可短期记忆中的信息再也没有去处，于是就消失了。他可以学会新的骑车技巧，掌握包括特定绘画技术在内的新技能，可是每次就特定技能进行测试时，哪怕表现得非常熟练，他依然认定自己是首次尝试。显然，这种无意识的记忆是在脑中其他地方由另一种未受影响的机制来加工处理的。[①]

肥皂剧可能会让一些人觉得"逆行性遗忘（retrograde amnesia）"是最常见的遗忘症，表现为回想不起创伤发生之前的事情。典型情节就是剧中人头部遭到重击（不可思议地摔了一跤并撞到了头），恢复意识后问道："我在哪儿？你们是什么人？"接着渐渐发现自己完全想不起过去二十年的生活。

同样的情节在现实中不太可能发生，撞到头、丢失人生记忆并忘记自己是谁的情况十分罕见。个体的记忆分布在大脑各处，因此如果有什么外伤真的完全损坏了记忆的话，那么有极大的可能是差不多把整个大脑都撞坏了。倘若真是如此，那么是否记得最好的朋友叫什么名字恐怕也就没那么重要了。类似地，额叶中负责回忆的脑区还有一些非常重要的职能，比如决

---

① 我在一次讲座上听说，H. M. 后来学会的为数不多的几件事中，有一件是他记得饼干放在哪里。但他对自己已经吃过饼干毫无印象，于是就总去拿饼干。他没有增加记忆，倒是增加了体重。不过对此，我没有找到其他直接的资料或证据来确认。英国布里斯托大学的布伦斯特朗（Jeffrey Brunstrom）小组开展过一项研究，他们告诉饥饿的被试者每个人可以喝500毫升或300毫升的汤，然后就按照相应量提供。但他们用了一套巧妙的装置，其中有隐蔽的泵给出汤量做手脚，有些被试者本应获得300毫升，但碗却被不知不觉地重新加满，于是实际上喝了500毫升；而有些被试者本应获得500毫升，但碗却被悄悄提前移走，于是最终只喝到300毫升。有趣的是，实验结果显示，实际上喝了多少汤并不重要，被试者记得自己喝了多少量（尽管是错的）决定了他们会在什么时候感到饥饿。那些以为自己喝了300毫升、实际喝了500毫升的被试者比以为喝了500毫升、实际却只喝300毫升的被试者更快报告又感到饿了。显然，在食欲决定方面，记忆可以比生理信号作用更强，严重的记忆干扰会对饮食产生显著影响。——作者注

策和推理等，因此这些区域一旦受损，比起其他更严重的后果，失忆只是一个小问题罢了。逆行性遗忘确实会发生，但一般只是暂时的，并且记忆最终还会恢复。对于戏剧冲突来说可能不算好事，但对于个体来说大概还是不错的消息。

　　假若真的发生了逆行性遗忘的话，这种记忆失常的特点导致要对此开展研究有很大困难，因为难以评估和监测一个人早年生活的记忆究竟丧失了多少，毕竟旁人谁也说不清楚此人的过去。比如，病人说"我记得11岁时坐公交车去了动物园"，听起来他的记忆好像恢复了，可是除非医生当时也和他一起在公交车上，否则如何才能确信？很有可能病人说的是一段生造出来的或受到暗示而产生的记忆。因此，为了检测和衡量一个人早年生活记忆的丢失程度，就需要有关此人一生的详细记录，从而确切计算出其中有多少空白和缺失。然而这种记录太少了。

　　有一类逆行性遗忘由一种名为"韦尼克−科尔萨科夫综合征"的脑病引起，典型病因是酒精中毒造成的 B 族维生素缺失。对这类逆行性遗忘的研究得益于一个代称为"病人 X"的患者，此人刚好在得病前写过一本自传。有了这样一份"参考文献"，医生们得以较为详细地分析他的记忆丧失程度。不过以后可能就容易多了，因为现在有越来越多的人通过社交媒体在网上记录他们的人生。但也存在一个问题，人们在网上的行为并不都是生活的真实反映。想象一下吧，临床心理学家查看了一位失忆患者的脸书账号，推断出此人的绝大部分记忆都是对着喵星人搞笑视频哈哈大笑。

大脑海马区很容易因为生理创伤、脑卒中、各种痴呆症等受到损伤或干扰。甚至单纯疱疹病毒（就是会让你嘴角起泡的病毒）偶尔也会变得凶猛，攻击大脑海马。鉴于海马是新记忆形成不可缺少的部位，更容易发生的失忆症其实是顺行性遗忘（anterograde amnesia），也就是无法在创伤之后形成新记忆。像病人 H. M. 遭受的失忆症就属此类（2008年，他以78岁高龄过世）。如果你看过电影《记忆碎片》[①]，里面的情况就属于顺行性遗忘；如果你看过《记忆碎片》却不记得是怎么回事，那我举的这个例子就不太适用（倒也蛮讽刺的）。

简要概括，有很多因素会造成大脑记忆进程出错，像外伤、手术、疾病、酗酒等。另有一些特定类型的遗忘症（比如丢失了事件记忆但没有遗忘事实记忆），以及某些记忆缺失找不到物理原因（有些遗忘症被认为纯粹是心理因素导致的，源于对创伤经历的否认或反应）。

如此复杂难懂、前后不一、脆弱易伤的一套系统究竟能发挥什么作用？很简单，大多数时候，它**的确**管用。它依然值得惊叹，其容量和适应力甚至可以让最先进的超级计算机脸红。它固有的灵活性和奇特的组织结构毕竟演化了数百万年，所以我还能苛责什么呢？人类的记忆并不完美，但已经足够好。

---

① 《记忆碎片》(*Memento*)，克里斯托弗·诺兰导演的悬念影片，讲述了男主人公根据自己破碎的记忆寻找杀妻凶手的故事。——译者注

第3章

恐惧：没什么好害怕的

大脑千方百计地让我们感到害怕

此时此刻，你在担心什么？可能有各种各样的事情让你担心吧？

距离孩子的生日聚会没几天了，东西是不是都已经准备好？工作上的那个大项目进展得还顺利吧？又要给车加油了，油费还付得起吗？老妈上次打电话来是什么时候，她最近身体还好吧？髋关节那里一直隐隐作痛，不会真是关节炎吧？用剩的肉馅已经在冰箱里放了一个星期，万一谁吃了以后食物中毒怎么办？脚为什么老是觉得痒？想起九岁时在学校里裤子突然掉下来的事，别人不会还记得吧？车子是不是开得有点慢？那是什么响声？是不是有老鼠？不会有什么传染病吧？因此请病假的话，老板能相信吗？还有、还有、还有……

正如前一章说到战或逃反应时我们所了解到的，人脑会预设备种潜在的威胁。如果说人类精巧的智力有什么缺点的话，那么其中之一就是可以称之为"威胁"的东西随处可见。回望坎坷的人类演化之路，曾经的威胁是指实实在在危及生命的伤害，因为这种伤害到处都有。然而，这样的时代已经过去很久。世界早已改变，可我们的脑还没有与时俱进，它们几乎要为**一切**担忧。上面洋洋洒洒列出的那些只不过是大脑制造的巨型神经质冰山的一角。任何有可能产生负面结果的事，哪怕再微不足道，又或者只是主观臆测，也会被大脑贴上"值得担忧"的标签，有时候还是毫无必要的担心。你有没有曾经特意避免从梯子下方走过，或是往肩头撒把盐，再或者遇到正逢星期五的 13 号就不出门？[①]这些都属于迷信的信号——为**毫无现实根据的**情景而真切地担忧，最后为了让自己稍感安全而采取一些不可能有实际效果的行动。

同样地，我们会陷入阴谋论，为了一些理论上存在可能、实际上极罕见的事情而变得激动和偏执。有时候大脑还会产生恐惧症，使人对某些明知无害的东西感到强烈的恐惧。还有的时候大脑甚至连一个小小的理由也不编了，就是莫名地担惊受怕。我们听到过多少次有人说"太安静了"，或是平安无事一段时间后就觉得有什么坏事"应该"要发生了。类似的事有可能让人患上慢性焦虑障碍。大脑的忧虑倾向会对身体造成实质

---

① 从梯子底下走过会带来坏运气，往肩上撒盐可以赶走坏运气，正逢 13 号的星期五被称为黑色星期五，会发生不幸的事情，这些都是西方关于坏运气的一些常见迷信。——译者注

影响（高血压、紧张、颤抖、消瘦或发胖等）并干扰日常生活，而这还只是其中一个例子。为原本无害的事情忧虑，最终带来了真正的伤害。根据包括英国国家统计局（Office for National Statistics，ONS）在内的一些机构的调查结果，英国有十分之一的成人会在一生中患一种与焦虑相关的疾病；而英国精神健康基金会2009年发布的一份名为《直面恐惧》的报告显示，从1993年到2007年间患有焦虑相关疾病的人口比例据称提高了12.8%。也就是说，英国成年人中遭受焦虑问题困扰的人数差不多超过100万。

当膨大的头颅用持续的压力让我们低落时，谁还需要什么天敌啊？

四叶草和不明飞行物有什么相同之处？

（迷信、阴谋论和各种怪异信仰之间的关联）

让我告诉你几件有趣的小事：我参与了好几项秘密控制世界的神秘阴谋。我与一些"医药巨头"勾结，打压各种天然药方、替代疗法和癌症治疗方法，以谋求暴利（没有什么比潜在客户不断死去更能挣"大钱"了）。我还参与了一个项目，目的是保证公众永远发现不了登陆月球是个精巧的骗局；我白天从事精神卫生治疗和精神病学方面的工作，这其实是个大幌子，实际上是为了钳制自由思考的人，强制统一思想。另外，我还和全世界科学家联手策划了几项大阴谋，鼓动人们相信气候变化、生物演化、疫苗以及地球是圆的等鬼话。毕竟全世界没有谁比科学家更有财富、更有权力了，科学家们不可能任由大众发现世界运作的真正规律，否则他们就会失去现在的高贵地位。

得知我参与了这么多阴谋，你是不是很惊讶？其实我自己也相当震惊。这些都要感谢给我《卫报》上的专栏文章留言的读者们，我也是看了他们煞有介事的评论后才无意中了解到的。在那些认为我是所有时间、空间和人类中写得最差的，让我应该滚回去和我的妈妈、宠物或家具做些说不得的身体运动的建议当中，还能找到一些表明我参与了各种各样邪恶阴谋的"证据"。

显然，当我们要在一家主流媒体平台上发布一些内容时，各种评论都是可以预见的，不过我还是被惊到了。有些阴谋论甚至根本说不通，比如我写过一篇短文来反对某篇恶毒攻击变性者的文章（我得赶紧补充一句，恶毒攻击的文章不是我写的），结果既有人骂我参与了反对变性者的阴谋（因为我对变性者的辩护不够强悍），又有人骂我参与了支持变性者的诡计（因为我毕竟替变性者说话了）。总之，没想到我不但和各种阴谋论脱不开干系，还积极地给自己打脸。

有很多读者只要一看到文章批评了自己原有的观点或信仰，就立刻得出结论，认为背后一定存在什么不可告人的邪恶力量，根本想不到背后只是加的夫①一个坐在沙发里的、年纪轻轻就秃了头的家伙。

互联网的诞生和社会交互的增长大大滋养了阴谋论。相比从前，人们现在足不出户就能轻松发现各种"证据"来支持自己有关9·11事件的假说，或是找到相似观点的人群发表一番关于中情局或艾滋病的谬论。

阴谋论并不是什么新鲜事，所以是否它代表了大脑的一种癖好，意味着人们就是能够并乐于接受那些偏执的想象？从某种意义上说，确实如此。不过，回到标题所说的，这和迷信有什么关系？宣称不明飞行物真实存在并嚷嚷着要闯入51区②与相信四叶草能带来幸运似乎风马牛不相及，它们之间有什么关联呢？

说来讽刺，把阴谋论和迷信联系起来的正是两者都有在（通常并无关联的）事物间看到关联的倾向。事实上，像这种在实际上并没有任何关系的事物间发现关联的体验还有一个专门的名字：数据真理妄想（apophenia）。打个比方，某天你无意中把内裤外穿了，晚些时候买刮刮卡时又中了个小奖，从此以后，你总是会特地外穿内裤去买刮刮卡。这就是数据真理妄想，因为你如何穿内裤不可能影响到刮刮卡的价值，可你却相信两者之间存在某种规律，并选择去迎合这种规律。类似地，

① 加的夫（Cardiff），威尔士首府，英国西南部重要的港口和工业、服务业中心。——译者注
② 51区（Area 51），位于美国内华达州南部林肯郡的一个机密区域，是美国空军训练设施的一部分。——译者注

假如同一个月内有两位不相干的知名大人物或正常或意外地去世，那只是悲剧性的巧合；可假如有人查看二者的经历，发现他们都批评过某个政体或政府，然后得出两人其实遭到了暗杀的结论，就属于数据真理妄想。究其本质，任何阴谋论或迷信，归根结底都是在无关的事件间建立起富含意义的关联。

并不是只有极端偏执或十分迷信的人容易这么做，实际上每个人都有这种体验。要理解人们为何如此并不难。

我们的脑源源不断地接收着各种各样的信息并做出解读，我们感知到的世界就是大脑加工解读信息的最终结果。从视网膜到视皮层再到海马体和前额叶，大脑有赖于多个区域协同执行各种功能。（新闻常常在报道一些神经科学"发现"时暗示大脑的某项特定功能由特定的脑区来专门负责、独立承担，这是有误导性的，充其量只是一种片面的解释。）

尽管很多脑区参与了感觉和感知周围环境的工作，脑对世界的认识依然存在很大的局限。并不是大脑能力不及的缘故，而只是因为我们随时随地受到密集的信息轰炸，其中仅一部分与我们有切身关系，而大脑只有几分之一秒的时间来处理信息供我们使用。正因如此，大脑有许许多多快捷方式来（尽量）保持消息灵通。

大脑把重要信息从次要信息中挑选出来的一大办法是识别和关注特定的规律或模式。直接的例子我们可以在视觉系统中看到（详见第5章），这里只消说一点，那就是大脑不停地在我们观察到的事物间寻找联系。这无疑是一种生存战略，发源于人类随时面临危险的时代 —— 还记得战或逃吗？这种生存战略毫无疑问会制造一些虚假警报。可如果能够保命，一些误报又有什么关系呢？

然而，正是这些虚假警报带来了问题，让我们产生了数据真理妄想。不仅如此，还有大脑的战或逃反应，以及我们总是倾向于设想最坏的情况，并由此一下子就变得忧心忡忡的习惯。我们看到了世上并不存在的规律，并且不敢掉以轻心，时刻提防着可能对我们造成的不利影响。想想看，多少迷信是为了避免霉运或不幸。从来没听说过哪种阴谋论是旨在助人为乐的吧？神秘的精英并不会组织烤饼义卖的慈善活动。

大脑还会根据记忆中储存的信息来识别模式和倾向。过去的经历塑造了我们的思维方式，这是很自然的。然而，我们的很多初体验发生在童年，它们在很大程度上影响了我们日后的生活。你第一次试着教父母玩一个电子游戏的体验，通常足以消除他们曾经在你童年心目中留下的无所不知、无所不能的印象。成长过程中，我们周围环境的大部分（如果不是全部的话）都是受控的，所知道的一切几乎都由认识和信任的成年人告知，所发生的一切也都在他们的监督之下。在人生最关键的塑造期，这些成年人是我们最主要的信息来源。因此，家长如果迷信，他们的迷信就有很大可能被孩子习得，甚至不需要有任何支持此类迷信的证据。

最关键的是，这意味着我们最初的记忆形成于一个似乎受到有权有势、难以理解的人物所组织和控制的世界（而非一个随机、混沌的世界）。那些观念根深蒂固，并且作为一套信仰体系随我们进入成年。有些成年人乐于相信这个世界是根据某些权威人物的意愿建造的，不管所谓的权威人物是有钱的权贵、嗜好人肉的外星蜥蜴，还是科学家。

前面一段或许让人觉得相信阴谋论的人不自信、不成熟、潜意识里渴求着成长过程中从未得到过的来自父母的赞许。有些确实如此，可是也有很多这样的人并不相信阴谋论。我并不打算花几段的篇幅来讨论在两件不相干的事情上强行扯出关联有什么危害，那样的话我自己也成了这样的人。我刚说的只是指出了脑的发育可能会使阴谋论越发地"看似有理"。

但是，寻找规律的倾向有一个显著后果（也或许是原因），就是大脑确实不善于处理随机性。大脑似乎难以理解有些事情会无缘无故地随机发生。这或许也是人脑到处寻找危险而产生的另一个后果，因为假如一件事没有实实在在的起因，那么当危险最终出现，我们就无法对此做出预防，而这多么令人难以容忍。也有可能根本不是这么回事：也许大脑对任何随机事件的反对都只是由于某种事后被证明行之有效的随机突变。那样的话，只能说相当讽刺了。

不管是何原因，对随机的排斥引发了众多连锁后果，其中之一就是习惯性地假设一切事出有因，而这个原因常常被称为"命运"。现实生活中，有些人恰好遇到不幸，可大脑并不接受这种解释，非得找出一个牵强附会的理由。祸不单行吗？肯定是因为你打碎的那面镜子，里面寄存着你的魂灵，现在魂灵被打破了。要不就是你被爱捣蛋的小妖精们缠上了，不过它们怕铁制品，只要在身边备一块马蹄铁就能把它们驱走。

有人会辩称，阴谋论者之所以深信世界正受各种邪恶组织的掌控，是因为**除此之外没有更好的解释**。相信人类社会中一团糟的种种都是由于偶发事件和巧合而起，在很大程度上要比相信有一个暗黑精英为了一己私利在背后操纵更加令人痛苦。操纵台前有一个醉酒的飞行员也好过压根儿没人。

在人格研究中，这种观念被称为"明确表达的控制点"，指个体认为自己能在多大程度上控制影响自身生活的事件。一个人的控制点越大，就越相信自己可以"掌控"（与实际对事物的控制程度无关）。究竟为什么有的人会比其他人有更强的掌控感还有待研究。不过，有一些研究认为，大脑海马体越大，相应的控制点就越大。应激激素皮质醇能使海马体显著萎缩，而觉得自己掌控程度较低的人更容易感受到压力，因此，海马大小又或许是控制点的结果而非原因。脑还真是从来都不让我们省心。

无论如何，控制点大意味着个体感觉自己更能对事件起因产生影响（是否真正存在一个起因并不重要）。当这种控制体现为迷信时，把盐扔过肩头、摸摸木头或是避开梯子下方、避开黑猫等，都会令人安心地相信自己已经通过无法合理解释的方式阻挡了灾祸。

控制点更大的人还会企图挫败被他们发现的"阴谋"，比如到处宣传发觉了阴谋、"深入"挖掘其中的细节（对来源的可靠性则几乎毫不关心），找一切机会向可能听信他们的人指出阴谋的存在，并宣称拒绝听信的人都是"无知的羔羊"或其他类似的话。迷信往往比较消极被动，迷信的人可能只是固守着迷信并照常过日子。阴谋论者投入的精力则往往要大得多。还记得上一次有人试图让你相信幸运兔脚①背后隐藏的真相是什么时候吗？

　　总的说来，似乎是大脑对规律的热爱和对随机的憎恶致使很多人得出了一些颇为极端的结论。这原本不是什么大问题，可大脑还让说服一个人承认深深植根于自己内心的观念和结论是错误的变得格外困难 —— 无论摆出多少证据。就算把理性得出的证据全部丢到迷信者和阴谋论者面前，他们照样固守着自己的荒谬信仰。而这都怪我们的大脑太白痴。

　　或许还有其他解释？我这里所说的全都基于目前神经科学和心理学提供的认识，只不过还都相当有限。光是详细阐明我们所指的对象就非常困难。迷信的心理学含义是什么？以大脑活动的水平来看，迷信什么样？它算一种信仰吗？还是一种观念？或许科技已经进步到可以扫描活动中的脑部来对其进行观察，可就算我们能看到脑的活动，也不意味着就能理解其真正含义，就好比我们能够看到钢琴的琴键，但这并不代表我们会演奏莫扎特。

---

① 在欧洲、非洲、北美以及中国的许多地方，人们相信兔脚是能带来好运的护身符。在不同地方的不同版本中，提供幸运兔脚的兔子须有一定特质。——译者注

科学家也不是没试过。例如玛丽亚娜·林德曼（Marjaana Lindeman）与她的同事曾对12名自称是超自然信仰者和11名怀疑论者做了核磁共振扫描。研究人员首先要求这些被试者想象一种不幸的生活境遇（比方说快要失业了，或是关系破裂），接着向他们展示了一些"饱含情绪的图片，内容为无生命的物体（例如挨在一起的两颗红樱桃）或风景"——就是那类我们常在热血海报上看到的图片，像壮观山巅之类的。相信超自然的人报告称从图片中看到了个人问题会得到解决的征兆，比如之前设想的是关系破裂，那么他们预感两人将会和好，因为挨在一起的两颗樱桃意味着紧密相连和承诺。而怀疑论者，如你所想，并不这么认为。

研究的有趣之处在于，观看图片时，所有被试者的左侧颞下回都会被激活，这是一个与图像处理有关的脑区。而相比怀疑论者，超自然信仰者的右侧颞下回脑活动似乎要少得多，而这个脑区与认知抑制有关，也就是负责调节与减少其他认知处理。在这个例子中，其抑制作用可能针对的是形成不合逻辑的规律和关联的脑活动。由此也就解释了为什么有些人常轻信不合理、不可能的事情，而有些人一定要得到严格证明后才会相信。假如右侧颞下回的活动比较薄弱，脑中那些非理性的过程就会施加更大的影响。

当然，仅凭上述实验还远远不能下定论。理由有很多，比如该实验的被试人数太少。而更主要的问题是，如何来测量或评定一个人"倾向超自然"的程度呢？对此并没有计量系统可以使用。有些人相信自己百分百理性，而这本身可能就是一种讽刺的自我欺骗。

研究阴谋论就更麻烦了。一方面有上述同样的原因，另一方面要找到有意愿的被试难上加难。阴谋论者往往都是神秘的，并且偏执多疑，不信任公认的权威，所以假如有科学家去问一个阴谋论者："是否愿意让我们用可靠的设备在您身上做实验？可能需要您躺进金属舱让我们扫描您的大脑。"得到的回答恐怕不太会是肯定的。因此，这部分讲到的全部内容都是基于现有数据而做出的一套合理推断和假说。

不过话说回来，我当然会那么讲，对不对？整个这一章或许都属于某种阴谋，是我存心要把人蒙在鼓里呢……

宁跟壮汉打架，也不上台唱K

（恐惧症、社交焦虑，及其众多表现形式）

卡拉OK是全世界流行的消遣。有的人喜欢站到一群陌生人（通常是有些醉意的陌生人）面前高歌一曲，往往唱的是只有点儿会又不是很会的歌，也不管唱歌水平如何。要我说，他们的唱歌热情与唱歌水平通常呈负相关，虽然我没有做实验验证过。另外，这种倾向怕是也少不了酒精的推波助澜。而在电视才艺秀风靡的今天，他们不仅能站到一小群醉醺醺的人面前，更能在成千上万的陌生人面前唱歌。

而对于另一些人而言，这种情景就太可怕了，绝对会让他们做噩梦。若是被问及是否愿意起身在众人面前唱歌，他们的反应就像被要求在所有前任面前裸体徒手接住即将爆炸的手榴弹。他们会脸色突变、神情紧张、呼吸急促，并表现出各种经典的战或逃反应的迹象。若在唱歌与参战之间选择，他们一定更乐意战斗至死（除非战场上也有观众）。

到底是怎么回事？不管你对卡拉OK持什么态度，毕竟这是一种零风险的活动，只要围观者不是类固醇滥用的音乐狂热分子。当然，有时也会发生糟糕的情况，比如你有可能唱得实在跑调得厉害，让听众恨不得死了算了。可是那又怎样？只不过是几个以后再也见不着的人认为你的唱歌水平在及格线以下，又有什么大不了的？但只要我们的大脑对此在意，那就是有害的。羞耻，尴尬，公开出丑……除了最富有献身精神的非正常人，没有人会去主动追求这些强烈的负面感受。出现这类后果的可能性哪怕只有一丁点，也足以让人避之不及。

还有很多让人惧怕的事情比唱K更普通：打电话（我自己就尽量能免就免）、付钱时身后有人排队、敬酒、上台做报告以及去理发等——无数人日常能顺利完成的事，却让另一部分人充满畏惧和惊恐。

这些都属于社交焦虑。实际上，每个人多多少少都有社交焦虑，但如果严重到了干扰正常生活、使人变得衰弱的程度，那就属于社交恐惧症了。社交恐惧症属于最常见的几种恐惧症表现形式之一，所以，为了理解其背后的神经科学原理，现在我们不妨后退一步，先来看看普遍意义上的恐惧症。

恐惧症指的是**莫名**害怕某种东西。假如一只蜘蛛突然掉在你手上，你尖叫着拍打一通，人们对此都会很理解。因为毛骨悚然的虫子吓到了你，而人们往往都不喜欢触碰虫子，所以你的反应是合理的。可是，假如一只蜘蛛落到你手上，你不仅失控地大喊大叫，还掀翻了桌子，并用漂白剂洗手、烧光衣服、长达一个月拒绝出门，或许就可以算得上"莫名"了。毕竟，不过是一只蜘蛛罢了。

关于恐惧症有一点很有意思，那就是患有恐惧症的人通常很清楚自己的害怕是完全没道理的。一个有节肢动物恐惧症的人在意识层面知道不及一枚硬币大的蜘蛛对自己构不成危险，可还是控制不住过度的恐惧反应。这也是为什么对恐惧症的反应说些片汤话（比如"它不会伤害到你的"）尽管是出于好意，却丝毫不起作用。知道触发恐惧的东西没什么危险无济于事，恐惧无疑超越了意识层面，而这才是恐惧症那么棘手和顽固的原因。

恐惧症可以按照害怕的对象划分成特殊（单一）和复杂两种类型。单一恐惧症指的是对某个特定物品（例如小刀）、动物（例如蜘蛛、老鼠）、情景（例如待在电梯间）或状况（例如流血、呕吐）产生恐惧感。只要避开相应的触发物，个人生活一般不受影响。有时候虽然无法完全避开，但它们大多只是暂时存在，比如有的人惧怕乘电梯，但坐电梯一般也就几秒钟，除非你是《查理和巧克力工厂》里的威利·旺卡①。

至于究竟**为什么**会得恐惧症，原因多种多样。归根结底是因为我们会联想学习，把特定的反应（例如恐惧反应）与特定的刺激（例如蜘蛛）联系起来。即便是神经结构最简单的生物似乎都具备这种联系能力，比如说加州海兔，一种非常简单的水生腹足类动物，个体近一米长，就曾在20世纪70年代被用于研究学习过程中神经变化的早期实验。以人类的标准来看，加州海兔很低等，只有原始的神经系统，可它们已经表现出联想学习的能力，更重要的是，它们的神经元十分粗大，足以让研究人员把电极插进去记录电活动的变化。加州海兔的神经元轴突（神经元的长"主干"部分）直径可达1毫米。这个数值听起来似乎没什么了不起，但那要看和什么比。假如把人类的神经元轴突比作饮料吸管，那么加州海兔的轴突尺寸可算得上是英吉利海峡隧道了②。

需要指出的是，如果这种生物表现不出联想学习的能力，粗大的神经元就没有什么用处。其实我们前面已经提到过这一点，在第1章关于饮食与食欲的部分，我们讲到过脑是怎么把蛋糕和生病联系起来，让人一想到蛋糕就恶心。同样的机制也能应用于恐惧症和害怕。

---

① 在罗尔德·达尔（Roald Dahl）的作品《查理和巧克力工厂》中，旺卡先生的巧克力工厂有一部巨大的玻璃电梯，可以到达工厂里的任何一个房间。——译者注
② 英吉利海峡隧道又称英法隧道，横穿英吉利海峡，整个隧道由两条直径为7.6米的火车隧道和一条直径为4.8米的服务隧道组成。——译者注

如果有人警告你当心某些东西（比如陌生人、电线、老鼠、病菌等），你的大脑就会推断遇到它们的话会发生的各种糟糕事情。随后，当你真的遇到时，脑中那些"可能发生的"情况都被激活了，战或逃反应也同时被触发，负责编码记忆中恐惧组分的杏仁核给这段记忆贴上"危险"的标签。于是，下一次再遇到时，你会记起"**危险**"，并出现与上次同样的反应。当我们试图去提防某些东西的时候，就会对其产生畏惧。在有些人身上，这种反应最终发展成了恐惧症。

此过程也说明，理论上来讲任何事物都能成为恐惧症的焦点。若把已知的恐惧症全都列出来，恐怕也确实如此。其中有些格外引人注目，包括奶酪恐惧症、黄颜色恐惧症（显然和奶酪恐惧症有重合之处）、长单词恐惧症（该词本身就是一个典型的长单词：hippopotomonstrosesquipedaliophobia），以及恐惧恐惧症（即害怕患上恐惧症，因为大脑经常冲着逻辑概念说："闭嘴，你不是我爸爸！"）。不过，有一些恐惧症相对来说比较常见，说明还有一些别的因素在同时起作用。

我们是在演化过程中变得害怕某些东西的。有一项行为学实验教会了黑猩猩害怕蛇。这个任务不算难，通常先给黑猩猩看一条蛇，紧接着给它们一种不愉快的感觉，比如一记轻微的电刺激或一些难吃的食物等，总之是让它们想要尽可能避免的东西。有意思的部分在于，当其他黑猩猩看到这些同伴对蛇表现得十分害怕后，尽管没有受过相关训练，却也很快学会了害怕蛇。这种过程通常被称为"社会学习"①。

社会学习与触发线索的效果惊人地强大，再加上大脑在遭遇危险时"安全总好过遗憾，不怕一万就怕万一"的处理方式，都意味着我们看到别人害怕什么东西时很可能自己以后也会对此有所警惕。在童年时期，也就是我们对世界的理解主要来自在我们看来比自己懂得多的人时，尤其如此。所以，假如家长有某种强烈的恐惧症，就很有可能像一件特别令人不安的传家之物似的传给我们。可以这么说：假如一个孩子目睹父母或是保育员、老师、偶像之类的人见到老鼠后拼命喊打，那么这段生动而不安的经历就会在其幼小的心灵里留下深刻的印象。

脑的恐惧反应决定了恐惧症很难摆脱。习得的联想大部

① 这一结果很大部分可以用社会学习理论来解释。我们的知识与行为大多向他人习得，尤其是像对某种威胁的反应，而黑猩猩在这方面与我们相似。社会化现象将在第7章有更详细的讨论，但那还不能充分解释此处的实验结果，因为当研究人员把蛇换成花再以同样的流程进行实验时，奇怪的结果出现了：受训练的黑猩猩仍然可以学会害怕花，可是其他黑猩猩观察到它们的反应后却几乎不会习得同样的恐惧。对蛇的恐惧容易传递，对花则不会。演化让我们天生对潜在的致命危险感到不信任，因而害怕蛇和蜘蛛在人群中很普遍。相反，没有人害怕花（恐花症），除非患过某种特别凶险的花粉热。还有一些倾向虽然没那么明显，但也可以用演化形成的恐惧来解释，包括对电梯、打针和牙医的恐惧。电梯间让人感到"受困"，引起大脑的警觉；打针和牙医会使人疼痛、破坏身体的完整性，因而会造成恐惧反应。两只眼睛在一只袜子上忽闪忽闪的动画不会让人感到难受，看起来很像人而又不完全像真人的计算机图形或机器人反而会让人不安与厌恶，这种"恐怖谷（uncanny valley）"效应背后或许是人类对尸体感到惊惧和提防（因为尸体不仅令人不舒服，还可能携带病菌或意味着危险近在咫尺）的演化倾向。构造接近人类但又缺乏真实人类具有的微妙细节和线索，看起来就不是好玩而更近于"毫无生气"。——作者注

分可以借助巴甫洛夫那个著名实验建立的方法实现最终移除：铃声与食物建立联系，铃声一响便促发一种习得的反应（分泌唾液），可如果接下来铃声继续响，食物却总是不出现，两者的联系渐渐地就减弱、解除了。同样的步骤也适用于很多场景，这叫作"消退"（与恐龙灭绝的"灭绝"是同一个词：extinction，请勿混淆）。大脑学习到，铃声之类的刺激不再与其他条件有任何联系，因此也就不再需要做出特殊的反应。

有人或许以为类似的方式正适用于解决恐惧症，毕竟每次意外遭遇引起恐惧的东西几乎都不会造成什么真正的伤害。可是，棘手之处在于：恐惧症触发的恐惧反应**总被证明是正确的**。这就是循环论证的杰作：大脑确信某样东西有危险，于是在遭遇时激发战或逃反应；随之身体出现通常会有的一系列反应，包括肾上腺素水平升高，感到紧张、惊慌等。战或逃反应对生物体消耗大，还往往引起不愉快的体验，大脑因此就记住了"遇到它让身体变得一团糟，所以这东西真危险"！如此一来，恐惧症非但没缓解，反而增强了，虽说个体并未受到什么实质性的伤害。

了解恐惧症的具体性质同样很重要。目前为止我们讨论的都是单一恐惧症，即由特定物体或对象所引发，且引发恐惧的原因比较容易确定和避免。但是，还有一类复杂恐惧症，是由更复杂的事情（比如周围环境或处境）触发的。广场恐惧症就是其中的一种，常被误解为害怕公共空间。更准确地说，广场恐惧症是害怕身处难以逃离或找不到帮助的场所。严格说来，除了家以外的任何地方都可能触发恐惧，因此严重的广场恐惧症会使人根本无法出门，并造成"害怕公共空间"的误解。

广场恐惧症与惊恐障碍之间有很强的相关性。惊恐发作在任何人身上都可能出现——我们会因为恐惧而手足无措，感到痛苦、惊恐、呼吸困难、恶心、头痛欲裂、受困等。惊恐发作的具体表现因人而异，比如2014年《赫芬顿邮报》上有一篇琳赛·霍姆（Lindsey Homes）和舍勒（Alissa Scheller）撰写的有趣文章，题为《惊恐发作是种什么体验》，里面收集了一些患者亲身经历惊恐发作的描述，其中有一人说道："我在惊恐发作时站不起身、说不了话。我只感到全身剧烈疼痛，就像有什么东西在把我往一个小球里塞。最严重时我都喘不上气，所以我开始深呼吸，后来我吐了。"

还有很多人的体验与此不尽相同，但同样糟糕。归结起来，都是因为大脑有时略过中介，毫无缘由地发动恐惧反应。正因为没有显而易见的原因，也就采取不了什么对应措施，于是恐惧反应很快变得"难以抑制"，产生惊恐障碍。惊恐障碍使人身处无害的场景却感到惊慌害怕，然后与恐惧、惊恐联系起来，最终就可能发展为恐惧症。

惊恐障碍最开始是怎么出现的，具体还不清楚，但有一些令人信服的假说。可能是个人曾经遭遇过创伤，由于大脑迟迟未能有效处理创伤带来的问题，最终导致了惊恐障碍。也有可能与某种神经递质过量或缺乏有关。遗传可能也有关系，因为经历过惊恐发作的人，其直接亲属出现过同样问题的可能性也较大。甚至还有理论认为，患者通常倾向于灾变论的思维方式，身体一旦遇到什么微不足道的小问题或小毛病，就不着边际地担心起来。也可能上述理论加起来才是真正的原因，或者还有其他尚未发现的机制。在制造不合理恐惧反应时，人脑从不缺少办法。

最后，我们终于要谈到社交焦虑了。当这种焦虑严重到使人精神衰弱的地步，那就是社交恐惧症。社交恐惧症的根源在于害怕来自他人的负面反应——比方说不敢去想别人听了你唱卡拉OK会有什么反应。仅仅是敌意或侵犯并不会让我们害怕，单纯的否定却足以让我们畏而止步。大脑用他人来校准自己看待世界的方式以及自己在世界所处的位置，而他人之所以能成为恐惧症的恐惧来源，也正说明了这一点。于是乎，他人的赞许显得**事关重大**，并且"他人"通常可以指任何人。无数人追求声名，而声名不就是陌生人的盛赞吗？我们之前已经了解到大脑是多么的自我中心，所以说大概所有名人只不过都大抵如此？那可真有点儿悲哀（赞扬本书的名人除外）。

一方面大脑有预测和担忧负面影响的倾向，另一方面大脑又对社会认可和赞许有强烈需求，两者结合起来便产生了社交焦虑。打电话意味着要在看不到表情等常见线索的情况下与人互动，因此有些人（比如说我）就会觉得特别难办，怕自己激怒或是惹烦了对方。付账时身后排了长队之所以让你神经紧绷，是因为从严格意义上讲，你耽误了很多人的时间，而他们在你满头大汗计算该付多少钱时正瞪着你呢。无数类似的情形让大脑设想出种种引得他人不快或恼火、会收到负面评价、引起尴尬的可能性。归结起来就表现为焦虑——担心在众人面前出错。

有些人没有这类担心，有些人则完全相反。对为何差异会如此之大的解释有很多，利布（Roselind Lieb）的一项研究则发现，发展为焦虑障碍的可能性与父母的教养方式有关。其中的逻辑关系是这样的：父母批评过度，会让孩子总怕自己做错了什么而惹恼尊敬的权威，哪怕是微不足道的小举动；而若家长保护过度，则会让孩子一丁点儿负面反馈也接触不到，因此长大离开父母的庇佑后，自己做的事一旦引起了负面的结果，就容易因为不适应而反应过度，比如难以应对后果，并且极有可能害怕同样的事情再度发生。甚至小时候被反复灌输陌生人有危险的观点，都或许会令人长大后对陌生人过分紧张。

体验过恐惧症的人常表现出逃避行为，即主动回避可能触发恐惧反应的场景。这种做法有利于维持内心平静，但是从长远角度看则无益于消除恐惧症。越是逃避，恐惧症越会长久地在脑中保持鲜活并产生巨大影响。这就有点儿像拿纸糊住墙脚的耗子洞，虽然表面看来没问题了，但实际上鼠患并没有解决。

现有证据表明，社交焦虑和社交恐惧症是最常见的恐惧症。这倒也不足为奇，因为多疑的大脑常让我们害怕一些并无危险性的东西，而我们又需要他人的肯定，两者碰到一起，结果就使我们过度恐惧因自身能力欠缺而招致他人的负面反馈。有个例子正可以为此作证：我为了这个结论已经打了九遍、十遍、十一遍、十二遍、二十八遍草稿。没错，但我敢肯定，还是有一大堆人不喜欢我写的东西。

别做噩梦……除非你就好这口

（人为什么喜欢吓唬自己）

　　为什么有那么多人会为了寻求一时刺激而欣然"跳入"自身难保的险境？比如那些定点跳伞、蹦极跳、高空跳伞的人。目前为止我们所说的一切都表明，大脑会积极地自我保护甚至由此带来了紧张不安、逃避行为等。然而，像斯蒂芬·金和迪恩·孔茨等作家写的小说里尽是些恐怖的超自然事件，角色更是死得惨烈骇人，可他们却赚得盆满钵满，这两人的书总共卖出将近1万亿本。电影《电锯惊魂》系列展示了各式各样诡异而血腥的死法，里面的人物因为各种匪夷所思的理由被杀，但该系列目前已经出了七部，每一部都在世界各地的电影院上映，拷贝并没有被封进铅制容器再送到太阳熔毁。人们去露营时围着篝火轮流讲鬼故事、在游乐场坐撞鬼小火车①、闯鬼屋，还在万圣节扮成丧尸向邻居讨糖果。种种以吓人为乐的娱乐活

---

① 游乐场中驶过恐怖声像区的小火车项目。——译者注

动（有些还是专为孩子设计的）让我们如此热衷，又该如何解释？

无巧不成书，恐惧时的紧张激动和糖果带来的满足感很可能依赖的是相同的脑区，即中脑–边缘通路。这条通路用多巴胺神经元实现大脑对奖赏的感知，因此也常被称为"中脑–边缘奖赏通路"或"中脑–边缘多巴胺通路"。神经系统有若干条调控奖赏感知的环路和通路，而中脑–边缘通路被认为是最核心、最主要的。"以怕为乐"现象的关键也在于此。

中脑–边缘奖赏通路由腹侧被盖区（VTA）和伏隔核（NAC）组成。它们位于大脑深处，是十分致密的神经元环路和神经中继点，与海马、前额叶等较复杂的脑区，以及脑干等较原始的脑区均有数量众多的神经连接，因此该通路在脑中颇具影响。

腹侧被盖区负责检测刺激信号并确定该刺激是正面还是负面，是该欢迎还是该避免，随后把结果发给伏隔核，由伏隔核对此做出合适的反应。比方说，当你吃到美味零食时，腹侧被盖区把零食登记为好东西并告诉伏隔核，伏隔核则让你体验到愉悦快乐；而当你不小心喝到变质牛奶，腹侧被盖区就把它登记为坏东西并告诉伏隔核，伏隔核让你产生恶心、反胃、想吐等各种难受的感觉，总之，大脑想尽办法确保你记住"下不为例"！这套系统就是中脑–边缘奖赏通路。

这里所说的"奖赏"，专指我们做了一些大脑认可的事情而体验到积极正面、令人愉悦的感受。一般而言，带来奖赏的是一些生物学功能，像是饥饿时吃东西或是吃了富含营养和能量的食物（碳水化合物对大脑来说是珍贵的能量来源，所以节食的人想要抵挡其诱惑很困难）。还有一些东西能够更强烈地激活奖赏系统，比如性，所以人们为此投入了大量的时间和精力，虽然说少了它其实我们也活得下去——是的，我们活得下去。

带来奖赏的并不一定是生存必需或刺激强烈的事。身上有个地方老是感觉痒痒的，挠一挠也会让人感觉满足快乐，这同样由奖赏系统介导，是大脑在告诉你"做得好，继续"。

从心理学角度来看，奖赏指的是对事物（主观的）积极的反应，并且这种反应很有可能导致行为发生改变，因此构成奖赏的事物千差万别。假如一只老鼠按压杠杆可以得到一小口水果，于是它继续按压杠杆，此时水果就是有效的奖赏。而假如用最新的电子游戏来替代水果，老鼠就不可能增加按压杠杆的频率。十来岁的青少年恐怕要提出异议，可对于老鼠来说，毫无用处或不值得动心的电子游戏就不能算是奖赏。需要强调的是，不同的人（或不同的生物）把不同的事物看作奖赏，有的人喜欢受到惊吓，而有的人既不喜欢，也体会不到其中的乐趣。

有一些方法能让恐惧和危险变得"让人喜爱"。首先，我们有着与生俱来的好奇心。就连老鼠之类的动物也会在有机会时趋向于好奇地探索新鲜事物，人类就更不必说了。想一想，我们是不是经常出于"就想看看会发生什么"而去做一些事？

有孩子的人想必都很熟悉这种常常带来破坏的天性。新奇感吸引着我们。可是，当许许多多不同的新鲜感觉和体验摆在我们面前时，为什么要去选择那些包含恐惧和危险这两件坏东西的，而非虽然也不熟悉但更温和安全的事呢？

中脑-边缘奖赏通路会在我们干一些能带来好处的事时提供愉悦感。但所谓"好处"的可能性范围就大得很了，其中也包括"坏事不再继续"。由于肾上腺素的作用和战或逃反应，惊恐害怕总是格外强烈，此时人的感觉和机能处于警觉状态，准备应对危险。但引发危险或恐惧的信号通常会解除（尤其是考虑到大脑过于多疑），于是大脑认为：曾经有一个威胁，它现在消失了。

先前你身处鬼屋，而现在走了出来；先前你在空中极速下降，似乎必死无疑，而现在正安然无恙地站在地面；先前你听着一个吓人的故事，而现在故事结束，嗜血的凶手再也不会出来。种种情景中，奖赏系统认识到危险突然消失，因此无论你做了什么去终止危险，至关重要的都是你**下次**一定要这么做。就这样，强烈的奖赏反应被触发。大多数情况下，像进食和性交都只是在短期内提高生存质量的事，可现在，你避免了死亡！意义非同小可！战或逃反应激发的肾上腺素充斥全身，让人感觉一切都增强和提升了。惊惧之后的快感和轻松成为一种强烈的刺激，远比其他大多数事情更强烈。

中脑-边缘通路与海马、杏仁核有重要的神经连接和实质接触，因而对于产生强烈情绪共鸣的重要事件，相关记忆会得以增强。除了在事件发生时对行为发出奖赏或劝阻，还能确保相应的记忆格外深刻。

　　高度的警觉、强烈的快感和鲜明的记忆组合在一起，意味着遭遇某些恐怖经历会让人前所未有地体验到"活着"的感觉。当其他经历相比之下都显得单调乏味时，寻求类似的"高潮"自然就构成了强烈的动机。就好像对于一个喝惯了双份意式浓缩咖啡的人而言，多加奶的拿铁根本无法满足他。

　　此外，这种刺激还往往必须是"真实的"，不能是合成的。我们脑中负责思考的部分，也就是意识，或许在很多情况下都容易被愚弄（本书中就讲到了其中不少例子），可又没有**那么容易**轻信。比方说，玩一款极速飞车的电子游戏时，无论视觉效果做得多么逼真，都无法提供与真正飙车时相同的刺激和感受。打僵尸或开飞船的游戏也是如此。人脑分得清什么是真的而什么不是，能够把握两者之间的区别，尽管有一种过时的说法认为"电子游戏会引发暴力"。

　　可是，假如模拟现实的电子游戏都不吓人的话，那完全抽象的东西，比如书中的故事，又怎么会那么恐怖呢？这可能与掌控感有关。玩电子游戏时，你完全掌控整个环境，你可以暂停游戏，你在游戏中做出的动作会得到相应的反应，诸如此类。而恐怖小说或电影就不一样了，你是被动的旁观者，被情节牢牢抓住的同时对故事的进展毫无影响。（当然你可以把书合上，可并不会改变故事的结局。）有时，电影或小说给我们留下的印象和体验会持续很长一段时间，让我们久久不能平静，原因就在于生动的记忆被不断重播、反复激活。一言以蔽之，大脑对事物拥有的控制感越强，就越不容易被吓到。这也是为什么有些事"留有想象空间"反而比最血腥的特效更加骇人。

20世纪70年代被业内评论人士评为恐怖电影的黄金年代。那时候，计算机合成图像（CGI）和高级特效技术尚未出现，令人恐怖的观感全靠心理暗示、时机、气氛和各种巧妙的把戏来营造。于是，大脑探测威胁、预测危险的倾向发挥了巨大作用，实现了真正的"草木皆兵"。后来，好莱坞巨头制作公司采用了先进的特效，以成桶的血浆和计算机合成图像代替了心理悬疑，把恐怖场面变得带有炫耀意味且极其直白。不同的方法在制作恐怖电影时各有发挥的空间，只是当恐怖被如此直接地呈现出来时，人脑就没有那么投入了。尚有思考和分析余地的大脑清楚地意识到画面都是虚构的，可以随时从中脱身，如此一来，惊吓的效果必然大打折扣。电子游戏的制造商吸取经验，令恐怖生存类游戏中的角色需要在紧张不安、难以预料的环境中躲避难以抗拒的危险，而不只是用一门超大激光炮把危险轰炸成无数颤动的碎片。

我们可以认为，极限运动和其他寻求刺激的活动之所以吸引人也是基于同样的道理。人脑可以准确区分真实的和人造的危险，并且一般来说，不愉快的后果要伴随非常现实的可能性才会让大脑体验到实实在在的兴奋。用屏幕、保护带和巨大的风扇做一套复杂的装置或许可以还原蹦极的感受，但难以真切到使大脑相信身体正在从高空坠落。因此，当摔落到地面的危险被排除之后，体验就不尽相同。没有真正在空中极速上下就很难完全复制那种情况下的感觉。于是，我们有了过山车。

人对惊恐感越是缺乏掌控，事情就越是令人惊惧。不过，这里存在一条分界线，还有其他一些影响因素来界定事情是惊险好玩而不纯粹是可怕。背着降落伞跳出飞机被认为是刺激好玩的；跳出飞机却**没有**降落伞可就不好玩了。对于大脑来说，要享受刺激，似乎既要有一些真实的风险，还要有控制其后果从而避免险情的能力。从车祸中死里逃生的人大多会大松一口气，但几乎不会有人想再经历一遍。

同样，之前我们提到过，大脑有种怪癖叫反事实思维，即倾向于仔细思考可能发生但实际上**从没发生过**的负面结果。而如果事件本身就很可怕，让大脑感觉到危险真实存在，这种倾向就更明显了。假如你过马路时差一点被车撞到，那么也许会在接下来的好几天内反复想到并心有余悸。实际上你并没被车撞到，没受到任何实质上的伤害，只不过大脑就爱关注潜在的威胁，无论是发生在过去、现在还是未来。

喜欢这类刺激的人常被贴上"肾上腺素成瘾"的标签。"寻求刺激（sensation seeking）"被看作一种人格特质，指的是个体不断寻求新鲜的、变化的、复杂的以及强烈的体验，总在身体、经济或法律上冒险（赔钱和被捕也是很多人强烈希望避开的危险）。前面几段主张，对事件有一定程度的控制是享受刺激所必需的，然而寻求刺激的倾向有可能让人难以正确评估或识别风险，从而无从加以控制。20世纪80年代末有一项以滑雪者为考察对象的心理研究，比较了受伤的滑雪者和未受伤的滑雪者。研究发现，受伤者是寻求刺激型的可能性要远高于未受伤的滑雪者。也就是说，滑雪受伤者对刺激感的追求让他们做出了逾越自己能力控制范围的决定或动作，最终造成了伤害。寻求风险的欲望或许反而会让人认不清风险，真是残酷的讽刺。

为什么有的人对刺激的追求最后会变得极端？对此并没有确切的答案，最初也许只是一时兴起，带有危险的体验使人感到愉快刺激，渐渐地，人就想要寻求更多、更强烈的刺激。这就是传统的"滑坡论"，用在滑雪者身上倒蛮合适的呢。

有些研究更深入地考察了生物学或神经因素。一些证据显示，寻求刺激型人编码某组多巴胺受体的基因（例如DRD4）产生了突变，这意味着中脑–边缘奖赏系统的活动出现变化，因此不同于一般人从刺激感中获得奖赏的方式。如果中脑–边缘通路变得更活跃，刺激的体验就会愈加强烈；而如果体验变弱，为了获得真正的愉悦，势必需要接受更高强度的刺激。也就是说，为了获得普通人习以为常的刺激体验，他们可能要冒着生命危险付出额外的努力。不管怎样，其结果都是要去寻求更多的刺激。要找出大脑中某个特殊基因的作用，总是要经过漫长而复杂的过程，因此我们现在还没有确切答案。

另一项从2007年起开展的研究中，莎拉·马丁（Sarah B. Martin）及其同事给几十位受试者做了脑部扫描，他们在体验寻求人格量表上得分各异。随后发表的论文显示，寻求刺激的行为与大脑右侧海马前端的增大有关联。这一证据表明，正是该脑区与记忆系统负责识别并处理新奇感的。大致而言，记忆系统通过该区域追查信息，提出"看看这个，我们见过吗"的问题，而右侧海马前端则负责回答是或否。我们还不知道该区域增大的确切意义，或许是那些人经历了太多新奇体验因而处理信息的新奇识别区相应膨大，也可能是新奇探测区发育过度因而需要完全不同寻常、真正被看作新奇事物的东西。若是这样的话，那么新鲜的刺激和体验对他们的意义，或许比想象中更为重要和显著。

无论海马前端增大的真正原因是什么，对于神经科学家来说，可以用脑中见得到的实质性变化来反映像人格特质那么复杂、微妙的东西，实在是太棒了。媒体或许给大众造成了科学家常有此类发现的印象，其实不然。

总的来说，有些人确实热衷于体验一些引发恐惧的事情。由此触发的战或逃反应在脑中引起强烈的兴奋体验（以及结束时产生的轻松感），而这在一定范围内可以开发用作娱乐。有些人的大脑结构和脑功能可能与其他人相比存在些微差别，让他们更乐意寻求带有危险和恐惧的刺激感，有时甚至到了某种令人心惊的极端程度。不过这没有什么好坏之分；除了整体结构相似外，每个人的大脑都是不同的，哪怕你乐意怕点什么，也无须忧虑其中的差异。

你看起来真不错 —— 大家都不为体重而烦恼该多好

（为什么批评比赞扬更有力）

西方有谚：棍棒和石头可以打断我的骨头，言语却伤不了我。这句话其实经不起仔细推敲，对不对？首先，骨头被打断的伤痛显然相当严重，不该随随便便作为疼痛的基线。其次，倘若言语和辱骂真的丝毫伤不了人，怎么还会有这种说法存在？并没有类似的说法来专门指出"尖刀和利刃可以把我划伤，但棉花糖却没什么杀伤力"吧？赞扬当然极好，但实事求是地说，批评确实会把人刺痛。

从表面上看，本节的标题是一种赞扬。或者说，其实是两种赞扬，同时夸了外表和态度。不过，接收这句话的人恐怕会有不同的理解。批评是种玄妙的东西，需要会听言外之词、弦外之音。尽管并不直截了当，批评却比赞美之词更有威力，而这只是大脑活动产生的无数现象之一。

当你剪了一个新发型或是给大家讲了一个笑话之类的，有多少人夸你好看或是有多少人被逗乐并不会让你多在意，可要是有人迟疑了一会儿才说不错或是不耐烦地翻了翻眼睛，则会让你耿耿于怀、心中不爽。

这是怎么回事？如果说批评让人不愉快，为什么我们的大脑要这么把它当回事？是有什么神经机制在起作用吗？还是说也像莫名总想抠掉结痂或拨弄松动的牙齿那样，是心理上对不愉快的一种病态着迷？当然，可能的答案不止一个。

在大脑看来，坏事造成的影响通常比好事更大。还原到基本的神经层面来讲，批评的力量可能源自激素皮质醇的作用。大脑在应对应激事件时释放皮质醇，这种激素是触发战或逃反应的化学物质之一，并且被普遍认为这就是为什么持续压力会带来各种问题。皮质醇的分泌主要受下丘脑－垂体－肾上腺皮质轴（HPA轴）控制。HPA轴涉及神经系统与内分泌系统（调节激素的系统）之间复杂的联系，脑和身体通过它来协调一般的应激反应。过去曾有观点认为，任何形式的应激事件，例如突然间一声巨响，都会激活HPA轴。但后来的研究发现，HPA轴还是有一定选择性的，只在某些特定的应激条件下被激活。目前有一种理论认为，HPA轴只在"目标"受到威胁时被激活。比方说，你正走路的时候有鸟粪掉到身上，这固然令人恼火，从卫生角度也可以说是有害的，但并不会激活由HPA介导的反应，因为"不要被犯错误的小鸟弄脏衣服"并不是你有意定下的目标。但假如你正在赶去参加一场非常重要的工作面试，同一只鸟对准了你，那就很有可能触发HPA的反应了，因为此时你有一个明确的目标：参加面试，给对方留下好印象，然后得到工作。而现在，这事儿基本上要被搅黄了。关于面试该穿什么有各种流派的建议，可毕竟没有任何一种以"厚厚一层禽类消化副产物"为主打呀。

人最显著的"目标"就是自我保护。因此，当你的目标是活下去，而有可能构成妨碍、让你活不下去的东西出现后，HPA轴就会启动应激反应。过去之所以认为HPA对什么都会做出反应，一方面也是因为人们总是能够，也的确会到处发现危及自身安全的威胁。

然而，人是复杂的动物，表现之一就是会在很大程度上倚赖他人的看法和反馈。按照社交自我保护理论的描述，保护自己的社交地位是一种根深蒂固的动机（即人总是想要继续受到那些认可自己价值的人的喜欢）。于是就有了社会评价方面的威胁。特别是当有什么威胁到一个人业已取得的社会地位或形象，扰乱了"受人喜爱"的目标时，HPA轴就会被激活，开始在体内分泌皮质醇。

批评、辱骂、拒绝、嘲弄，都有损甚至可能摧毁我们的自尊，尤其当它们出现在公共场合，干扰到"被喜爱和接纳"的目标时。由此产生的压力引起皮质醇分泌，而皮质醇有多种生理作用（比如提高体内葡萄糖水平），也会对大脑产生直接影响。我们知道战或逃反应会加强人的注意力，让记忆更加鲜明持久。而在我们受到批评时，分泌的皮质醇以及其他激素可能也会不同程度地导致相同情况的发生，让我们经历实实在在的身体反应、变得敏感，且相关记忆得到增强。整个这一章都围绕着大脑热衷于寻找威胁的倾向，因此实在没有理由把批评排除在威胁之外。我们亲身经历负面事件时，会相应地产生种种情绪和感受，海马和杏仁核又开始活跃起来，最终在情绪上增强记忆，令记忆更为鲜明。

获得赞扬之类的好事也会引起神经系统的反应，通过催产素（oxytocin）让我们感到愉悦，但是催产素起作用的方式没那么强烈，并且较为短暂。化学特性决定了催产素在大约五分钟内就会被排出血液循环；相反，皮质醇可以持续作用超过一小时，有时甚至长达两小时，其效应远比催产素更持久。愉悦信号如此短暂，似乎显得有点儿天性严酷；然而，就像后面我们会说到的，长时期带来强烈愉悦感受的东西往往会使人崩溃。

不过，把脑中发生的一切归结于某些化学物质的作用，虽然简单但容易产生误导，偏偏这还是很多"主流"神经科学报道常做的事。让我们来看看还有哪些理论可以解释人为什么更在意批评。

新奇感也许起了作用。不管网络上的评论区会让你想到些什么，大多数人（当然啦，总是存在一些文化差异）出于社会规范和社交礼节还是会彬彬有礼地与他人互动；在马路上冲人破口大骂不是体面人该做的事情，除非是违章停车管理员，他们显然免受此条规则约束。体谅和最低程度的表扬属于社会规范，比如对找给你零钱的收银员说谢谢，尽管那些钱本来就是你的，收银员并没有权力不给你。什么事一旦成了规范，爱新奇的大脑就会倾向于通过习惯化过程将其滤除。因为既然一直发生，忽视它也安然无恙，为什么还要浪费宝贵的脑力资源来关注呢？

轻度赞扬既成规范，批评就会变得更具冲击力，因为那是出格的。在哈哈大笑的观众中，一张不予认可的脸之所以醒目，原因就在于其与众不同。我们的视觉系统和注意力更关注新奇、不同和"威胁"，而满脸不爽的人可以说把以上关注点悉数显现了出来。类似地，当我们习惯了听到"干得好""你真棒"之类的陈词滥调，一旦有人说"你可真烂！"就显得格外刺耳，因为不常听到呀！于是我们就会老是想着不愉快的经历，越发想要弄明白这是怎么发生的，以便下次避免。

在第2章中，我们探讨了大脑的工作方式倾向于关注自我，对事物的解释和记忆常以提升自我意象的方式进行。如果说这是我们的默认状态，那么赞扬就只是在说着我们已经"知道"的东西。相比之下，要曲解直截了当的批评就难多了，批评给了这套自我系统一个冲击。

当你以表演、创作或分享认为值得分享的看法等形式把自己"表现出来"时，实际上你是在说"我觉得你们会喜欢"，很明显是在寻求他人的认同。除非有着惊人的信心，否则难免存有一丝怀疑，觉得自己可能错了。这时候，人对出现否定的可能性非常敏感，开始具有去发现任何不赞同或批评迹象的倾向。倘若所做的事情让你引以为豪，或是需要花费很多时间精力，那就更是如此。你越是做足准备去寻找，担心的情况就越有可能真的被找到，就像疑病症患者总能发现自己身上有罕见疾病的症状出现。这个过程被称为确认偏误（confirmation bias）：人们紧盯自己想要看到的东西，忽略其他不相干的信息。

我们的大脑确实只会根据我们所知道的情况做出判断，而我们所知道的又都是基于自身的结论和经验，因此往往会基于自己的所作所为去评判他人的行为。那么，假如我们自己是出于社会规范的要求而表现得礼貌、说一些赞美之词，那其他人的行为是不是也都出于同样的考量呢？于是，我们获得的每一份赞美都显得有点可疑：它是不是真心的？而假如有人批评了你，那就不仅说明你做得糟糕，而且已经糟糕到让人宁愿破坏社会规范也要指出的程度。这下，批评的分量再次重过了赞扬。

大脑有一套精确的系统来识别潜在的危险并做出反应，一度帮助人类在荒野长时间地存活下来，最终成为如今这般经验老到的文明物种。但这套系统并非没有缺点。复杂的智力让我们不仅能够识别危险，还能预料和想象危险。要威胁或吓唬一个人的方法太多了，总能使其大脑产生神经的、心理的或社会的反应。

令人沮丧的是，这套系统也会被他人利用，使人变得易受攻击，造成某种意义上来讲真正的危险。举例来说，大家可能听说过把妹达人常用的搭讪伎俩"说反话"：接近姑娘，说一些听起来像奉承，实际上却暗含侮辱性批评的话。比如一个男人对一个姑娘说出本节的标题，那就是一种反话。或者，他对姑娘说："我喜欢你的头发，你这种长相的女孩一般都不敢尝试这发型。"再或者："正常情况下我不会喜欢像你这么矮的女孩子，不过你看起来挺酷。""那身衣服穿起来肯定不错，如果你再瘦点的话。""我真不知道该怎么跟姑娘说话，因为我以前只从望远镜里看过她们，所以我决定对你使用一些简单的心理学花招，希望足以挫伤你的自信，好让你愿意跟我上床"——最后这条当然不是典型的反话，但实际上正是他们的心里话。

当然，事实未必有这么邪恶。我们可能都认识这样一类人，他们总是在别人做了什么值得自豪的事情后立马跳出来，指着细枝末节说人家做得不对。因为，如果只要拉低别人就能让自己感觉更好的话，为什么还要努力获取成功呢？

大脑对威胁的孜孜以求最终让它真的创造出危险来，这实在是残酷的讽刺。

第4章

是不是觉得自己很聪明呢

搞不懂的智力问题

是什么让人脑如此特殊？可能的回答有很多，而最可能的是：人脑让我们具有卓越的智力。很多生物同样有能力完成人类大脑所负责的基本功能，可是迄今为止，还没有哪个已知的物种同样创造出了自己的哲学、车辆、服饰、能源、宗教，以及任何一种意大利面——更别说三百多种！虽说本书几乎全在说人脑是多么低效和混乱，但我们绝不可忽视一个事实，那就是它肯定有做得对的地方，才让人类拥有如此多姿多彩的生活，获得像现在这样非凡的成就。

有句名言是这么说的：如果人类的大脑简单到让我们能理解它，那么我们的头脑就会简单得无法理解它。① 如果你去看

① 语出计算机学家爱默生·皮尤（Emerson Pugh）的《人类价值的生物学起源》（*The Biological Origin of Human Values*）一书。——编者注

一看脑科学，尤其是关于智力的部分，就会发现这句话很有道理。大脑赋予我们足够的智力来明白我们**是**智慧的，足够的观察力让我们发现这有多么独特，以及足够的好奇心驱动我们去探索为什么会这样。可是，我们似乎又不够聪明，无法轻而易举地理解智力从何而来、如何运作，于是只好借助于脑科学和心理学研究，希望多少明白一点这一切是怎么回事。科学的存在本来就是拜智力所赐，而现在，我们却想用科学来解开智力之谜？这究竟算是效率奇高还是循环论证呢？我可不够聪明，答不上来。

令人困惑、一团乱麻、经常自相矛盾，还总搞得人一头雾水……你很可能发现没有比这些更适合拿来描述智力本身了。智力很难衡量，甚至都没有可靠的定义，不过我还是打算在本章讲一讲我们如何运用智力，以及智力有哪些怪异的特性。

我的智商270……可能更高

（为什么说测智力比你想象的更难）

你有智能吗？

对自己提出这种问题，答案显然是肯定的。这表明你具备多种认知过程，自然使你无愧于"世界上最智能的物种"之称。你能够掌握并记住像"智力"这样没有设定定义、在物质世界没有实体存在的概念。你知道自己是一个独立的实体，一个有限的存在。你能够衡量自己的属性和能力，并与目前还达不到的理想目标进行对照，或许相比之下还会推断出自己能力有限的结论。世界上再没有哪种生物具备同等程度的精神复杂性——也可以说是一种低程度的神经症。

所以啊，人类是比世界上其他生物都要智能得多的物种。然而这么说是什么意思呢？智力，就和讽刺或是夏令时一样，属于大多数人大致知道但又说不清具体是什么的东西。

这显然构成了一个科学问题。几十年来，有很多科学家为智力下过各种定义。法国科学家比奈和西蒙①编制出第一套严格的智商测验，他们对智力下的定义：良好的判断、理解和推理能力，这些是智力的基本活动。美国心理学家大卫·韦克斯勒（David Weschler）提出了多种关于智力的理论并设计过多套智力测验，包括至今还在使用的韦氏成人智力测试（WAIS），他把智力描述为"可以有意采取行动、有效应对环境的一般能力的综合"。菲利普·弗农（Philip E. Vernon）是该领域的另一位大牛，他提出智力是"用以理解、掌握事物关联和原因的方方面面的认知能力"。

可不要认为这是无意义的猜测，实际上人们对智力的认识在很多方面已经取得共识，比如智力反映了大脑……做事的能力。更确切地说，是大脑掌握和运用信息的能力。像推理、

---

① 阿尔弗莱德·比奈（Alfred Binet，1857—1911），法国实验心理学家，也是现代特殊教育研究的先驱；泰奥多尔·西蒙（Theodore Simon，1873—1961），法国精神病学医师。——译者注

抽象思维、演绎、理解等术语，都是在举例说明高级智能时经常提及的智力活动。这在逻辑上有一定道理，因为它们全都涉及在一个总体无法度量的基础上对信息展开评估和操作。简而言之，人类有足够的智能可以不必直接触碰就把问题解决。

举个例子吧，一个普通人走到大门前，看到门上挂着一把大锁，那他马上会想："好吧，门锁上了。"然后去找别的入口。这或许看起来很简单，但已经清楚地显示出此人所具有的智能：观察到一种情形，推断出其代表了什么意思，并相应地做出反应。他不需要做出尝试开门的动作，不用到了那时才发现"是哦，门锁着呢"，他**用不着**那么做。发出动作指令之前，他运用了逻辑、推理、理解和计划等能力。这就是智力。不过，这还不足以说明我们是如何研究和测量智力的。以复杂的方式在脑中操作信息，话虽如此，可我们却无法直接观察到具体过程（哪怕是最先进的大脑扫描仪，目前也只能让我们看到一团团颜色，并没什么大用），因此要测量智力，我们只能间接观察人在专门设计的测试中有怎样的行为和表现。

说到这里，你可能在想是不是漏掉了什么重要的东西，因为我们不是已经有了测量智力的方法——智商测试了吗？谁都知道智商，即 IQ，是衡量一个人有多聪明的标准。就像称体重可以说明你有多重，量身高可以确定你有多高，朝交警递过来的小设备吹一口气可以计算你的酒精中毒程度一样，智商测试可以测出你的智力高低。多简单啊，对不对？

然而事实并非如此。智商把本质不确定、不明确的智力转化为数值来衡量，可它的确定性被很多人过度高估了。你需要记住重要的一点：人群的平均智商总是100，没有例外。假如有谁说："某国的平均智商只有85。"那就是在胡说，本质上和"在某国，1米的长度只有85厘米"没什么区别，这在逻辑上不成立，换到智商上同样如此。

正规的智商测试告诉你的，是你的智力在人群中处于典型分布的哪个位置，一般认为这种分布属于"正态"分布。此处把"平均"智商定为100，落在90～110区间的智商属于平均水平，110～119区间的是"高于平均"，120～129区间意味着"优秀"，超过130则视为"极优秀"；相反，智商落在80～89为"低于平均"，70～79为"临界"，低于69被视为"极低"。

利用这套系统，超过80%的人会落在平均区，也就是智商从90到110。平均区以外，分数越是往两头，相应分值的人数越少，人群中极优秀或智商极低的人所占比例都不超过5%。典型的智商测试并不直接测出你的智力原始值，而是表明你和人群中其余人相比水平如何。

于是就出现了一些令人迷惑的结果。假设有一种特异性很怪又很强的病毒，把全世界智商高于100的人统统消灭了。那么，如果剩下来的人平均智商还是100的话，瘟疫之前智商为99的那些人现在就会相应地突然升到130以上，成为精英中的精英。再用货币来加深一下理解：英国的英镑币值随经济形势的改变而波动，但1英镑总是等于100便士，因此1英镑的价值既是灵活的也是固定的。智商的本质亦然：平均智商总是

100，但100的智商究竟代表多少智力则是可变的。

归一化以及随人群平均值而变的特点意味着智商测量有局限性。像爱因斯坦、史蒂芬·霍金这样的人，智商据报道都达160，当然属于极其优秀，但相比于人群平均100的智商，似乎也没有多么惊人。因此倘若有人在你面前声称自己智商270或者更高，很有可能是错的。他们要么采用了某些科学效度不被认可的测试类型，要么严重误读了测试结果，总之对于声称自己是超级天才的说法都无疑是自己打自己脸。

这并不是说不存在那样高的智商。根据吉尼斯世界纪录大全，某些最聪明的人，其记录在案的智商超过了250。不过，"世界上智商最高的人"这一项目从1990年起就撤销了，原因是智商测试到这个程度已经不具有准确性。

科学家和研究者所使用的智商测试经过周密的设计，就和显微镜、质谱仪等一样，作为实实在在的工具用于研究。智商测试成本很高（所以不会免费在线提供），它的设计是为了在尽可能广泛的人群内评估正常的、平均的智力。正因如此，遇到越是极端的智力，智商测试就越不管用。好比在学校教室里，我们可以用日常物品来证明很多物理概念（比如用大小不同的重物来展示恒定的引力，或是用一根弹簧来演示弹性等），可是当我们要深入探究复杂的物理学时，就需要粒子加速器或核反应堆，以及复杂到令人腿软的数学。

所以，要给一个智力极高的人测智商就会变得难上加难。现有的科学智商测试测量智力的方法，包括用找规律填空来测试空间感、用特定问题来测试理解速度、通过列出特定类别的单词来测试语言流畅度，诸如此类。这些测试方法都是合理的，但要用来挑战一个超级天才并测出其智力的极限就显得捉襟见肘。有点儿像拿家用体重秤去给大象称重，虽然对于正常范围内的体重相当好用，但超过其使用范围时，除了变成一堆塑料片和断裂的弹簧外，提供不了任何有用的数据。

　　另一个问题是，智力测试号称测的是智力，于是我们就把智力等同于测试告诉我们的结果。所以，现在你明白为什么有些比较愤世嫉俗的科学家会对此感到不快了吧？说实在的，普遍使用的一些测试已经反复修改过多次，其信度也得到了多次评估，可是有些人仍然觉得没有切中本质问题。

　　很多人会指出，智力测试的成绩其实更多体现了社会培养、一般健康、对测试的态度和教育程度等。换言之，它们都不是智力。所以，智力测试或许有用，但与初衷并不相符。

　　倒也并不是就此没戏可唱了。科学家并非不清楚这些批评，况且他们是一群聪明人。现在的智力测试比过去更有帮助，不再只是一个泛泛的评估结论，还提供了涵盖广泛的各类评估（空间感、算术等），可以更可靠、更透彻地证明一个人能力的高低。

　　那么，你现在明白我们都知道些什么或我们以为自己知道些什么了吧？知道并承认自己不知道什么，这正是公认的智力的体现之一。干得漂亮！

您的裤子呢，教授？

（为什么聪明人会做蠢事）

一说到科研人员，典型形象就是一个满头白发、穿着白大褂的老头（几乎总是男性），滔滔不绝地讲着他的专业，对外界毫不在意，一边乐此不疲地谈论着果蝇基因组，一边心不在焉地把黄油涂到自己的领结上。社会规范和日常事务对于他来说就是天方夜谭，他所知的一切都只限于自己的学术领域，除此以外一无所知。

聪明不像强壮，强壮的人在哪里都强壮，而一个在某方面才华横溢的人在其他方面也许会表现得像个战战兢兢的傻瓜。

这是因为智力不同于体力，智力来自绝不简单的头脑。那么，什么样的大脑过程构成了智力的基础呢？又为什么会产生高低差异呢？首先，心理学上关于人类是使用单一智力还是不同类型的多种智力仍有争论。目前的证据认为，人类的智力应该是一种综合能力。

有一种主流观点认为，大脑有且仅有一种特性是智力的基础，而这种特性可以表现在多个方面。这就是以查尔斯·斯皮尔曼（Charles Spearmen）命名的"斯皮尔曼一般智力因素"，也称为"g因素"。斯皮尔曼是一位在智力研究和一般科学领域做了大量工作的科学家，于20世纪20年代发展了因素分析（factor analysis）。前面一节我们说到了智商测验的局限性，但其之所以仍然应用普遍，就是因为用上了因素分析。

因素分析的过程大量用到数学，不过你只需要知道因素分析是一种统计方法，可以把大量数据（比如智商测试得到的数据）用多种方式进行分解，找出影响结果或是与结果有关联的因素即可。通过因素分析，可以检测出事先不知道的影响因素。比方说，某所学校的学生考试得分总体上属于中等，而校长可能想对分数有更具体的了解。这时就可以对全部得分采用因素分析，进一步获得更多信息，也许会发现数学的得分普遍不错，而历史的得分就比较低。如此一来，校长就会觉得有理由大骂历史老师浪费时间和金钱（但也很有可能这理由并不成立，毕竟导致成绩差的原因多种多样）。

斯皮尔曼用类似的处理方法评估了智商测试，发现了影响测试成绩的一个根本因素。这个独立因素就被称为一般智力因素——g。如果有什么科学概念可以代表一般人对智力的认识，那一定就是 g 因素。

但是，我们并不能把 g 因素等同于所有可能的智力，因为智力有多种表现形式。它更像是智力大体的"核心"，可以被看作房子的地基和框架之类的东西。你可以在此基础上展开扩建、添加家具，但假如地基不稳，所有拓展就毫无意义。类似地，你可以学想学的任何深奥词汇和各种记忆窍门，但如果 g 因素不达标，学了也派不上什么用场。

根据一些研究来看，脑中或许有一部分是专门负责 g 因素的。第 2 章详细讨论了短期记忆，并提到了一个术语"工作记忆"。工作记忆涉及实际的处理和操作，即"运用"短期记忆的内容。21世纪初，心理学家克劳斯·欧贝劳尔（Klaus Oberauer）教授与同事开展了一系列测试，发现被试者在工作记忆测试中的表现与测量g因素的测试结果高度相关。也就是说，一个人的工作记忆容量是影响其整体智力的主要因素之一。归根结底，如果工作记忆任务的得分高，那么很有可能各类智商测试的得分也高。这在逻辑上也可以讲得通：智力涉及尽可能高效地获取、保存和运用信息，而智商测试的设计正是为了对此进行衡量；但这些过程基本上都靠工作记忆。

对脑损伤患者进行扫描的研究结果为此提供了有力证据，表明前额叶在g因素和工作记忆方面都发挥着关键作用。那些不幸遭受额叶损伤的人出现了各种罕见的记忆障碍，并且问题往往都可以归结为工作记忆的缺失，由此进一步说明g因素与工作记忆之间有重合。前额叶皮质位于额头正后方，是额叶的起点，而额叶常被认为与思考、注意、意识等高级"执行性"功能有关。

然而，工作记忆和g因素还不是智力的全部。工作记忆最常处理的是言语信息，由可以发声说出来的字词承载，就像内心独白。而智力则适用于各种类型的信息，包括视觉的、空间的、数字的等。因而研究者在尝试定义和阐释智力时还要去发掘存在于g因素背后的东西。

雷蒙德·卡特尔（Raymond Cattell，斯皮尔曼的前学生）和他的学生约翰·霍恩（John Horn）在20世纪40年代到60年代的这段时间里，设计了更先进的因素分析方法，把一般智力分为两个类型：液态智力和晶态智力。

其中，液态智力是指"用"信息的能力，包括处理和应用信息等。还原魔方需要用到的就是液态智力，想弄清楚为什么自己不记得做错了什么可伴侣却不说话也需要液态智力。在这些场景中，你拥有的信息是新的，你必须运用它们解决问题，从而获得对自己有利的结果。

晶态智力是已储存在记忆中的信息，并且这些信息可以用来帮助你更好地应付局面。在酒吧竞猜游戏中答出50年代某部小众电影的男主角是谁需要晶态智力，说出北半球所有首都城市的名字要靠晶态智力，学一门外语（或二外、三外）也要用到晶态智力。晶态智力是一个人积累的知识，而液态智力则是如何运用知识处理有待解决的陌生事物的能力。

可以说液态智力是g因素和工作记忆的另一种变形，是对信息的操纵和处理。而晶态智力则越来越被看作是一套独立系统，并且大脑活动也证实了这一点。有一个颇为明显的事实就是，液态智力随着人的衰老而衰退，一个80岁的人在液态智力测试上的表现比不上过去30岁或50岁时的状态。神经解剖学的研究（以及无数尸检结果）表明，大脑中被认为负责液态智力的前额叶，随年纪增长而萎缩的程度相比其他脑区更加明显。

相反，晶态智力在人的一生中都保持稳定。18岁时学过法语的人如果没有在19岁就停止学习并把它给忘了，那即使到了85岁也仍然会讲法语。晶态智力由弥散分布在整个大脑的长期记忆来维持，而强韧的长期记忆往往足以承受时间的侵蚀。前额叶皮质是一个非常耗能的脑区，为了支撑液态智力需要长期保持活跃的状态，参与不断动态变化的活动，因此比较容易逐渐损耗（高强度的神经活动会产生大量废弃物，比如对细胞有害的自由基等）。

两类智力相互依存：如果没有信息可用，自然无法处理信息，反之若是处理不了，那么积累的信息也没有用处。因此，要把两者完全分开进行研究很有难度。幸好，研究者设计出了不同的智力测试分别关注液态智力或晶态智力。比如有的测试要求个体分析不熟悉的图形，然后选出与众不同的那个或是找出图形间的关联，这属于对液态智力的评估。因为给出的信息都是有待处理的新信息，很少用到晶态智力。类似地，像单词记忆或前面说到的酒吧问答等考察回忆和熟悉程度的测试则主要关注的是晶态智力。

实际上绝对没有**那么**简单。按要求给不熟悉的图形分类也需要你认得图案、颜色甚至其中的含义才能完成（比方说测试要求重新排列一堆卡牌，那么你就需要运用关于卡牌和如何排列的知识），这也是给脑扫描研究增加难度的又一个原因，毕竟再简单的任务都涉及多个脑区。不过，总体而言，针对液态智力的任务所显示的趋势是前额叶皮质及其相关联的脑区较为活跃，而晶态智力测试则表明，有面积更大的皮质发挥了作用，它们通常在顶叶区（位于大脑的正上部位），比如缘上回（supramarginal gyrus）和布洛卡区。其中，前者常被认为是储存与加工涉及情绪的记忆以及某些感觉信息所必需的，后者则是语言处理系统的关键部位。两者相互连接，都使人想到使用长期记忆数据的功能。虽然二者之间还没有清晰的界限，但目前得到越来越多的证据支持，一般智力有液态智力和晶态智力之分。

迈尔斯·金斯顿一语中的："知识就是知道西红柿是种水果，而智慧则是不把它放进水果沙拉。"[①] 这里需要由晶态智力来了解西红柿归属哪一类，然后由液态智力在制作水果沙拉时对知识加以运用。看到这里，有人或许觉得液态智力更像是常识。没错，那可以作为另一个例子。不过，对于有些科学家来说，有了两种不同的智力似乎还不够，他们想要更多。

在他们看来，单单一种一般智力不足以解释人类表现出来的极其丰富多样的智能。不妨想想足球运动员 —— 他们通常并不是很有学问，可是要在像足球这么复杂的运动中达到专业水准需要多种智能，包括精确控制、计算力度和角度、身处开阔场地的空间感等。在球迷狂热的嘶吼声中全神贯注于自己的动作也需要坚毅的精神。通常所说的 "智力" 用到这里显然有点儿狭隘了。

最极端的例子或许要属 "学者症候群" 了。这是一种神经疾病，患者表现出对复杂任务（如数学、音乐、记忆等）的极度痴迷或超常能力。电影《雨人》中，达斯汀·霍夫曼饰演的

---

① 迈尔斯·金斯顿（Miles Kingston），英国记者、音乐人、播音员，有多部著作问世，文中引用的是他最广为流传的一句话。——译者注

雷蒙患有自闭症，但拥有极高的数学天赋。这个角色是受一个名叫金·皮克（Kim Peek）的人所启发，此人由于记忆力超强而被称为"超大容量学者"，记住的书多达12,000本。

上述事例以及更多类似的事例便催生出多元智力理论。因为倘若智力只有一种类型，那么该如何解释一个人在某一领域十分平庸，但同时又在另一领域极富天赋呢？关于这种特性，最早的理论大概可以追溯到1938年，路易斯·列昂·瑟斯顿（Louis Leon Thurstone）提出人类智力由七种基本思维能力（primary mental faculties）组成：

语词理解（明白字词的意思："嘿，我知道那是什么意思！"）

语词流畅（运用语言："过来，说这个，你这没头苍蝇！"）

记忆（"等一下，我认得你，你就是那个笼斗世界冠军！"）

运算能力（"我获胜的这场格斗比赛的比分是82,523比1。"）

知觉速度（辨别和关联细节："他是不是戴了一条用人牙串成的项链？"）

归纳推理（根据情况得出规律和看法："任何试图平息这畜生怒火的举动都只会越发激怒他。"）

空间可视化（在脑中模拟和判断立体场景："要是把

桌子掀翻，就能放慢他的速度，我可以趁机跳出窗户。"）

瑟斯顿是在自行设计了一套因素分析方法，并用来分析了上千名大学生的智商测试成绩后，才在此基础上提出了这套基本思维能力理论。然而，用更传统的因素分析方法重新分析他的结果却显示，影响到所有测试结果的只有一种能力，而不是七种不同的能力。基本上可以说他是重新发现了一般智力因素g。此外还存在其他一些批评（比如瑟斯顿只分析了大学生，显然在说到普通人的智力时远不算有代表性），因此，基本思维能力理论并未得到广泛认可。

20世纪80年代，著名学者霍华德·加德纳（Howard Gardner）考察分析了脑损伤患者仍保留哪些智力类型的研究资料后，在他题为《多元智能理论》的书中指出，智力有多种模式（类型）。多元智力再次登场。加德纳归纳的智力与瑟斯顿有一定程度的相似性，但还包括了音乐智能和个人智能，即与他人良好互动的能力以及认识自我内在状态的能力。

多元智能理论也有一些拥护者，其受到欢迎的主要原因在于，它意味着每个人都是潜在的聪明人，只不过没有体现为头脑聪明的"常规方式"。而这种"普遍聪明"也正是其招致批评之处。假如人人都聪明，那么智力的概念就失去了科学意义。好比在校运会上给每一位出场选手都颁发奖牌，也许可以让每个人都感觉不错，但同时也就丧失了体育的竞技性。

到目前为止，支持多元智能理论的证据还存在疑问。现有的数据普遍更支持一般智力因素 g 或类似的东西，只不过把个体差异和偏好结合了起来。换言之，假如两个人一个在音乐而另一个在数学方面表现出色，这并不能证明他们拥有两种不同类型的智力，或许只是同样的一般智力应用于不同任务类型罢了。类似的，就像专业游泳运动员和网球运动员都运用了同样的肌肉群来完成各自的项目，人体并没有专门的网球肌，但游泳冠军却不能自然而然地成为顶级网球高手。智力很可能也以类似的方式运作。

不少人主张，拥有较高 g 因素但更喜欢以特定的方式利用和应用它是完全有可能的，而这从某种角度上看就表现为不同"类型"的智力。也有人主张，所谓的不同类型的智力实际上更多指的是基于不同背景、偏好、影响等所表现出来的个人倾向。

目前，神经科学方面的证据仍支持一般智力因素的存在和液态／晶态智力的设定。脑的智力被认为来自大脑组织和协调各类信息时的安排方式，而不是认为针对不同类型的信息各有单独的系统负责。

每个人都把自己的智力投入到某些方面或是特定方向，无论是否出于自己的喜好、成长方式、环境或是某些细微的神经学特质带来的内在偏好。这也是为什么一些据说智商特高的人会做出我们认为很愚蠢的事，并不是他们不够聪明，而是他们太专注于自己的领域而不在意其他方面。往好处说，这或许刚好意味着你可以大肆嘲笑他们，反正他们也注意不到。

半瓶水晃荡
（为什么聪明人吵架更容易输）

最令人恼火的一种情况恐怕就是和那种坚信自己正确，而你很清楚他们确实错了的人争吵，并且明明你用事实和逻辑做出了证明，对方还是死不认错。我有一次目睹两个人吵得不可开交，其中一个人坚持认为现在是20世纪而不是21世纪，因为"现在是2015年啊！"他们就在吵这种东西。

一种与之截然相反的情况是被称为"冒充者综合征"的心理现象。在很多领域，一些颇有建树的高成就者尽管实力已经得到切实的证明，可他们总是看低自己的能力和成就。造成这种现象的社会因素很多。比方说，在传统上男性占主导的环境（换言之就是大多数环境）中，这种现象在其取得成功的女性身上尤其普遍，所以它很可能是受到社会陈规、偏见、文化观念之类的影响。但也不仅限于发生在女性身上。更有趣的现象是，它尤其显著地影响高成就者，往往是智力水平很高的人。

猜猜这句话是哪位科学家在临死前说的："平生获得的无数赞誉令我难以心安，我感到不得不将自己视为一个诈骗犯。"

艾尔伯特·爱因斯坦。显然不能算平庸之辈吧？

聪明人得了冒充者综合征，不太聪明的人却不知哪里来的自信，这两大特点常以一种令人绝望的方式交织在一起，现代公共议题正是因此被歪曲得一塌糊涂。疫苗、气候变化等重大问题不是由受过训练的专家来做冷静的探讨，反而总是遭受那些抱有无知个人观点之人的疯狂攻击，归根结底都要怪大脑运作方式的种种怪癖。

基本上，我们依赖他人作为信息源并支持自己的观点、信仰或自我价值，第7章我们讨论社会心理学时还会进一步说明。而这里要说的是，貌似一个人越是自信，他就显得越有说服力，从而愿意相信他的人就越多。许多研究对此做出了证实，比如20世纪90年代潘拉德（Penrod）和卡斯特（Custer）针对法庭应答展开的一系列研究。他们调查了陪审员在多大程度上相信证人的证言，结果发现，那些表现得自信、肯定的证人要远远比看起来紧张、犹疑、不确定自己所说具体细节的证人更容易获得陪审员的信任。他们的发现显然令人担忧，因为证言的内容反而不如表达时的态度对陪审团的裁决产生的影响大，势必会给司法体系带来严重的后果。而且，谁也不会说这种现象只限于法庭应答吧？有谁敢说政治上没有类似的情况？

现代政治家都受过媒体训练，可以自信、流畅地对任何议题发表实际上没有半点价值的长篇大论。或者更糟，犯下一些特别愚蠢的错误，比如"他们误低了我"（乔治·布什）[1] 或是"我们的进口货物大部分来自海外"（还是乔治·布什）。有人或许以为最后一定是最聪明的人把持着事情的进展方向，因为越聪明的人，完成的工作就越好。可我们常看到的实情却似乎

---

① 小布什的著名口误，用误解 misunderstood 和低估 underestimated 生造出了一个词 misunderestimate。——译者注

是反直觉的，越是聪明的人，对自己的观点不太自信的可能性越高，越容易给人留下不那么自信的印象，因而不被信任的概率也就越高。

聪明人不那么自信的原因可能是人们常对那些卖弄知识的人抱有敌意。本人是一名训练有素的神经科学家，可除非被直接问起，我是不会这么跟别人说的，因为我曾经得到过这样的回应："哟，觉得自己挺聪明的，是吧？"

其他人会有同样的"待遇"么？假如你告诉别人说你是奥运会短跑选手，难道会有人说"哟，觉得自己挺快，是吧"？似乎不可能吧！尽管如此，最后我还是会说"我是个神经科学家，但其实没有听起来那么厉害啦"之类的话。反智主义有着无数的社会和文化根源，但还有一种可能的原因是，它表现出了大脑的自我中心或"谋私利"的偏见以及害怕危险的倾向。人们在意自己的社会地位和财富，而看上去比自己更聪明的人则可能构成一种威胁。那些体格更高大、更强壮的人虽然令人心惊胆战，但却是一种已知的属性。拥有健美的身体很容易获得理解：他们无非是去健身房的次数更多，或者在他们选择的运动项目上坚持得更久，对不对？肌肉之类的也就那么回事。谁都可以像他们一样嘛，只要做得和他们一样，如果咱也有时间或者意愿的话。

可是，一个比自己聪明的人就是个未知数了，他们的行为方式让你难以预料或者根本无法理解，大脑完全搞不清楚他们会不会带来危险。于是，"万事小心好过事后后悔"的古老本能便被激活，触发怀疑与敌意。当然一个人也可以通过学习钻研从而让自己变得更加聪明，但这远比改善体格更复杂，也更不确定。举重让你的胳膊强壮，而学习和聪明之间的联系就要松散得多。

有一个科学名词专指这种"不聪明的人反而更自信"的现象：达克效应（全称为达宁－克鲁格效应），以率先研究该现象的两名研究者——康奈尔大学的戴维·达宁（David Dunning）和贾斯汀·克鲁格（Justin Kruger）命名。启发他俩研究这一现象的是一篇关于一名罪犯的报道，该报道称这名罪犯用柠檬汁糊了满脸后去抢银行，因为他相信柠檬汁既然可以当隐形墨水用，那么涂到脸上后就不会被摄像头拍出来。

你们来品品。

邓宁和克鲁格让受试者完成若干测试，并要求他们估测自己的成绩怎么样。结果出现了一个很有意思的规律：成绩不佳的那些人几乎都认为自己完成得比实际情况好**特别特别**多，而实际上测试成绩很好的人却总以为自己做得不怎么样。邓宁和克鲁格认为，智力欠佳的人不仅在智力的能力上有所欠缺，而且在**认识自己智力不足的能力**上也有不足。再加上大脑的自我中心倾向也会掺和进来，对自己产生负面意见的可能性进一步受到抑制。况且，要认识到自己的局限和他人能力的优秀本来就是件需要智力的事情。于是我们就看到有的人在自己全无亲身经验的事情上自信满满地与他人激烈争论，哪怕对方已经在该问题上钻研了一辈子。我们的大脑只有自身经验可以借鉴，而我们的基本假设是人人都和自己一样。所以假如自己是个傻瓜的话，就会……

这里的论点就是，一个不聪明的人其实无法"感知"十分聪明是种什么体验。本质上和让色盲来描述红色和绿色的图案没什么区别。

"聪明人"对世界的感知可能也类似，但是表现为另一种形式。如果一个聪明人觉得某件事很简单，那么他们很可能会认为其他人也有同样的感觉。他们以自己的理解水平为标准，因而觉得自己的聪明程度属于普通（并且聪明人的工作圈子、社交圈子里通常都是水平相当的人，于是他们更有可能找到大把证据证实这一点）。

此外，聪明的人普遍养成了学习新事物、获取新知识的习惯，因而更有可能认识到自己不是什么都懂，知道在各种领域都还有好多东西需要学习，于是他们在下结论、做声明时就不敢那么信誓旦旦。

举例来说，在科学界，你（理想情况下）在宣布自己发现了某个原理之前，一定会谨慎小心地审视自己获得的数据和资料。周围全是同样聪明的人，意味着你一旦犯错或是做出离谱的断言，很可能立即就被指出或是被要求给出证据。可想而知，你必然会对自己不知道或不确定的事情非常警觉，而这种敏锐的意识常常在辩论或争吵中成为障碍。

这样的情况十分普遍常见，也造成了颇多问题，但显然并非绝对。并不是每个聪明人都满腹疑虑，也不是每个不太聪明的人都爱自我吹捧。也有不少聪明人实在着迷于自己发出的声音，三番五次要让大家都听到他说的话；也有许多不那么聪明的人大方爽快地承认自己脑力有限。其中或许还有文化方面的影响，达克效应背后的研究几乎都集中在西方社会，然而有些东亚文化显示出迥然不同的行为模式。有一种解释认为，东亚文化采取的（更健康的）态度是，认识上的不足意味着还有进步空间，因而他们优先考虑的和所采用的表现行为都与西方很不一样。

那么，这类现象背后有什么脑区专门对此负责吗？有没有哪部分负责回答"我对自己正做的事情是否擅长"的问题？似乎很不可思议，但也许真有。2009 年，霍华德·罗森（Howard Rosen）等人检查了约四十名神经退行性疾病患者，发现自我评价的准确性与前额叶皮层腹内侧（即前额叶中靠近左右半球中间、较低的部位）的体积大小有关联。该研究认为，人们在评估自己的偏好和能力时所需的情绪处理和心理过程离不开前额叶皮层的这一区域。并且，该结果也比较符合目前人们对前额叶皮层所起作用的认识：前额叶主要负责加工处理复杂信息并得出最优选项和应对反应。

值得注意的是，该研究本身并不足以给出定论，因为从以 40 名患者为样本的实验中得到的数据还远远不足以推断其他人是否也是如此。不过，准确评价自身智力水平的能力——元认知能力（metacognitive ability，可以理解为对认知的认知）是值得展开研究的，因为无法准确做出自我评价已成为痴呆症的一个显著特征。尤其在额颞叶痴呆的患者身上（主要是包括前额叶皮层在内的额叶区出现问题），自我评价障碍的症状尤其突出。他们往往在一系列测试中都表现出难以准确评估自己的成绩，这说明自我评价和评估表现的能力已严重受损。而在其他类型的痴呆症，也就是其他脑区受损而引起的痴呆症中，并未见到如此广泛地缺失准确评价自身表现的能力，说明额叶的某个区域与自我评价有紧密关系。这一点也与前面说的相符。

有人提出，痴呆症患者之所以会变得脾气暴躁可能也有这方面原因。他们失去了做事的能力，却无法理解或意识不到为什么会这样，自然难免感到愤怒。

不过，即便没有神经退行性疾病，前额叶皮层也在全力开工，但那只不过意味着你能够进行自我评价，并不保证你的自我评价就是正确的。于是就有了自信满满的小丑和信心不足的聪明人。而我们给予信心十足的人更多注意显然也是人类本性使然。

小强填字并不能增智健脑

（增强脑力为什么那么难？）

想要显得更聪明，办法有很多（比如使用一些浮夸的时髦词啦，随身带本《经济学人》啦之类的）。可是，怎么才能**真正变得**更聪明、更有智慧？所谓"增强脑力"真的有可能吗？

从身体的意义上讲，力（power）一般是指做事或采取行动的能力，"脑力"则总是被归在智力的名头之下。你可以把脑袋连上工业发电机形成一条完整的电路从而行之有效地增加脑中的"能量"，只是这种做法不能带来什么好处，除非你由衷地希望给自己来个"脑力震荡"，真正的烧脑。

大家或许见过一些广告，号称有什么药物、工具或是技术可以增强脑力，通常价格不菲。这种东西真能起什么重要作用的可能性很小，假如真像广告吹嘘的那般有效，它们早就该红了，人人都变得更聪明，脑容量变得更大，直到最终被头骨的重量压垮。那么，怎样才能真正地提升脑力、增强智力呢？

首先，有必要了解的是，不聪明的大脑和聪明的大脑到底有什么区别，以及如何把前者转变为后者？对此，有一种潜在的影响因素看似完全错误：聪明的大脑比较不费力。

这一反直觉的论点来自直接观察和记录脑活动的扫描成像研究，例如功能性磁共振成像（fMRI）。这是一项精妙的技术，人躺在磁共振扫描仪下，他们的代谢活动（也就是体内组织和细胞在"干的活儿"）就可以被观察到。代谢活动需要的氧气由血液提供，功能性磁共振成像扫描仪可以区分含氧血液和脱氧血液，以及两者在什么时候发生转换。而在体内，含氧血液和脱氧血液转换频繁的区域就是代谢活跃的区域，比如正在努力工作的脑区。从本质上讲，功能磁共振可以监测脑的活动并显现出特别活跃的区域。举例来说，假如受试者正在完成一项记忆任务，那么记忆加工所需的脑区会比平常更活跃，而这些从扫描仪上就可以看出来。表现出活性增强的那些区域就被认为是记忆加工区域。

实际情况当然没有那么简单，因为大脑总是以各种不同的方式持续处于活跃状态，要找到"更"活跃的小区域需要大量信号的过滤和分析。不过，发现哪些脑区有专门功能的大量现代研究都应用了功能磁共振技术。

讲到这里都没什么问题。你可能会猜，专门负责某个动作的区域会在必须完成该动作时更加活跃，就像举重运动员的肱二头肌在举杠铃时耗费更多的能量。非也非也。有一些研究得出了令人意想不到的结果，比如拉尔森（Larson）等人在1995年发现，在为测试液态智力而设计的任务中，并未看到被试者的前额叶皮质很活跃……除非被试者对该项任务已经**非常擅长**。

让我说得更清楚一点，液态智力很高的人貌似并没有用到通常被认为负责液态智力的脑区。不太合理啊，这就好比给人称重，结果上秤的只有体重较轻的人。深入分析后发现，那些智力较高的被试者**确实**前额叶皮层表现得活跃，但这种情况只在他们需要完成更有挑战性的任务时才会发生，也就是难度达到需要让他们花点心思的程度。于是出现了一些有意思的发现。

　　智力并非来自某个专门的脑区，而是由好几个相互关联的脑区共同产生。智力高的人，脑区之间的连接和关联更为系统高效，因而总体来说就不需要太忙。不妨用汽车来打个比方：假如你有一辆车，引擎的轰鸣声如同一群狮子在模仿飓风，还有一辆车则没有噪音，前者并不必然好过后者。大脑的活跃程度和噪音一样，都是因为要费力做些什么而产生的，越高效则越轻松。有越来越多的人认同，涉及智力的脑区（前额叶皮质、顶叶等）相互间联系的强弱程度才是对智力影响最大的因素。交流越顺畅、相互作用越强，处理速度就越快，制定决策和完成计算所需要花费的力气也就越少。

　　支持这一结论的还有另外一些关于大脑白质的研究。研究发现，白质的强度和密度可以作为指示智力高低的可靠标志。和受到普遍关注的灰质不同，白质是脑中一类常被忽视的组织。但实际上，占人脑一半的白质同样非常重要。之所以不怎么受关注，可能是因为白质"做"的没那么多。灰质是所有重要活动产生的地方，而白质由一束束轴突组成（轴突是典型神经元所具有的细长部分），负责把产生的活动传送到其他位置。如果把灰质比作工厂，那么白质就是送货和补给必需的通路。

　　两个脑区之间的白质连接越强，协同两者完成所负责的任务时需要耗费的能量就越少，也就越难用扫描仪看出来。就像要在干草堆里找一根针，而且还是把干草换成一大堆型号略大的针后再全部塞进洗衣机里翻滚。

　　还有一些扫描成像研究表明，胼胝体的粗细也与一般智力有关。胼胝体是左右半脑之间的"桥梁",是白质形成的条带状组织。胼胝体越粗,左右半脑之间的联系越紧密,交流也就越强。当一侧前额叶皮质需要调用储存在另一侧的记忆时,胼胝体越粗,调用越容易,速度也就越快。脑区间联系的效率和效果可能在很大程度上影响着一个人在解决问题和执行任务时对智力的运用。因此,结构上(某个区域的大小、在皮质中的排列等)各不相同的大脑也会表现出程度相当的智力,就像两家公司生产的游戏控制面板可能在功率上差不多大一样。

现在我们已经知道了更重要的是效率。那么这对于想让自己变聪明的我们有何启示呢?教育和学习是显而易见的答案。主动接触更多知识、信息和概念意味着记住的每样东西都会积极增强你的晶态智力,而经常运用液态智力设想如何应对各种局面会让你在事情真正发生时游刃有余。这可不是逃避现实,学习新东西、练习新技能会给大脑带来结构上的改变。大脑本身是具有可塑性的器官,它可以,也的确会根据需要而发生实质性的变化。我们在第二章中曾说过,神经元在编码一段新记忆时会形成新突触,而这种过程在整个大脑中时时处处都在发生。

举例来说,位于顶叶的运动皮质负责计划和控制随意运动。运动皮质的不同区域控制着不同的身体部位,而专门用于控制身体某一部分的运动皮质有多大则取决于需要多强的控制。比如专门控制躯干的部分就不大,因为我们不会用躯干做太多事情。呼吸和伸手臂够东西都很重要,但在动作方面,我们能做的只有稍加转动或弯曲，控制程度仅限于此。大部分运动皮质是专门控制面部和双手的，因为这几处需要大量精细控制。而这还只是对于普通人而言。研究显示，受过古典音乐训练的音乐家，比如小提琴家或钢琴家，其运动皮质中专门负责精确控制手部和手指的区域相对常人而言可谓巨大。这类人毕生运用双手完成难度和复杂程度不断提升的动作（通常还是以高速进行），因此大脑为支持这样的行为做出了适应性的改变。

　　海马区也有类似的可塑性。海马是情景记忆以及空间记忆（记忆位置和方位）必须用到的脑区，负责加工多种感知觉结合的记忆——在辨识环境方位时必不可少。埃莉诺·马圭尔（Eleanor Maguire）教授和她的同事研究发现，通过"知识考试"取得从业资格的伦敦出租车司机（该考试需要对伦敦庞大而错综复杂的大街小巷烂熟于心）相比于非从业者，前者拥有更大的海马后段，那是负责方位的部位。不过这些实验基本是在还没用上车载导航系统之前开展的，所以不知道现在再做同样的实验会得出什么结果。

　　甚至还有一些证据（虽然大多数来自对小鼠的研究，但它们能有多聪明？）表明，学习新技能、新本领确实可以增强白质，会增厚包裹在相关神经纤维外周的髓鞘（髓鞘由支持神经元功能的细胞组成，它们裹住神经元轴突，起到调节信号传递速度和效率的作用）。反正从技术上来讲，确实是有一些方法能够提升脑力。

　　说完了好消息，接下来说说坏消息。

上面提到的方法全都费时又费力，而且收益也相当有限。复杂的大脑要负责的功能实在太多了，因此提升一个领域的能力通常并不意味着其他方面也同时提高。音乐家可能在如何识谱、听提示音、剖析音乐风格等方面有充分的专业知识，但这并不代表他们同样擅长数学或语言。我们很难提高一般智力、液态智力的水平，因为那是由许多脑区及其相互连接所产生的，想要用特定的任务或有限的方法予以"加强"格外困难。

一方面，大脑终其一生保持着一定的可塑性；另一方面，脑的结构和排列又相对"固定"。长条的白质神经束在发育尚未完成的生命早期就为将来排布好了通路。等我们长到二十多岁时，大脑基本发育完全，此后开始微调。至少目前的认识是这样的。现在研究者们普遍认为，成年人的液态智力已"定型"，主要取决于遗传因素和抚育阶段的发育因素（包括父母的态度、我们自身所处的社会背景和接受的教育等）。

对大部分人来说，尤其是对那些想为提高思维能力找到快速修复法、简单答案或速成法的人来说，结论是悲观的：脑科学提供不了这种东西。然而可悲却也不意外的是，外界有许多人声称他们通通能够予以实现。

现在有无数公司在贩卖"训练大脑"的游戏和习题，声称能够提升智力。这类东西无一例外是难度不等的各式谜题，而假如你已经做得足够多，确实可以越做越好，但也仅限于此。至少目前来说，没有公认的证据表明一般智力能因此得到提高，你只不过是变得更擅长某一类游戏，而复杂的大脑很容易在不增强其他任何功能的情况下做到这一点。

有的人，尤其是一些学生，在备考期间为了提高注意力和集中精神会服用一些药物，比如治疗注意缺陷多动障碍（ADHD）用的利他林（Ritalin）和阿德拉（Adderall）。尽管短时间内也许会相当有限地达到一点效果，但在并非为了治疗相应疾病的情况下服用这类强烈影响大脑的药物，长期来看具有很大隐患。再说，它们还会引起事与愿违的不良后果：药物引起的注意力异常集中已被证实会大量消耗和预支人的精力。也就是说，辛辛苦苦备考，结果因为精力消耗极快，考试时一下子睡着了（只作为例子来说啊）。

以提高或增强心理功能为目的的药物属于"益智药"，俗称"聪明药"。它们大多属于比较新型的药物，专门用于特定的过程，如增强记忆或提高注意力等，因此对于一般智力有何长期效果目前谁也说不清。药效更强的一类主要针对神经退行性疾病，比如阿尔茨海默病，患者的大脑正以惊人的速度发生真正的衰退。

还有五花八门的食物被认为可以促进一般智力（例如鱼油之类），但有效性同样存疑。它们或许对大脑的某个方面有那么一点点帮助，但并不足以给智力带来持久而全面的提升。

近几年还有人兜售一些提高智力的技术方法，其中最具代表性的就是经颅直流电刺激（tCDS）。2014年，由贾米拉·本纳比（Djamila Bennabi）及其同事撰写的一篇综述中提到，这种技术（用微弱的电流穿透目标脑区）确实在健康被试者和智力障碍被试者中都表现出了增强记忆力、提高语言能力等功效，并且目前为止似乎还没有出现什么不良反应。不过，该技术的可行性尚未得到其他综述和实验的证实。显然，推广到临床上广泛应用之前，还有大量工作有待完成。

尽管如此，现在已经有不少公司在出售一些声称是用经颅直流电刺激来提高成绩（比如说电子游戏成绩等）的小型设备。我不会在这里说它们不管用，免得被人说我诽谤。不过，如果真的有用，那么这些公司就是在把会改变大脑活性（和毒品一样强效）但尚未弄清其科学原理的东西卖给没有经过专门训练也没有得到专业指导的公众。是不是有点像把抗抑郁药摆在超市的巧克力和干电池旁边出售呢？

没错，我们的智力确实能够提高，只是需要花费大量的时间并付出长期的努力，而且还不能只做已经擅长或学会的事情。当我们已经很擅长做某件事后，大脑会在此事上效率很高，基本上意识不到自己在做事。而如果大脑不知道自己在做什么，它就不会有所调整或做出反应，于是就出现了自我限制效应。

那么，现在问题的关键似乎就是，如果你想让大脑变得更聪明，就必须有决心比它更聪明才行。

你在小个子里算是聪明的了

（为什么高个子更聪明？谈谈智力的遗传率）

高个子比矮个子聪明。确实是这样。对此很多人会感到吃惊，甚至还会觉得受到冒犯（如果他们的个子比较矮的话）。

人的身高与智力有关，这不是无稽之谈么？然而并不是。

在被一大群愤怒的小个子围攻之前，我有必要指出，这种说法无论从哪方面来讲都不是绝对的。棒球运动员并没有理所当然地比赛马骑师更智慧，巨人安德烈[1]也没有比爱因斯坦更聪明，居里夫人恐怕不会在智力上输给海格[2]。身高与智力的相关系数通常在0.2左右，意思是，人群中只有五分之一的人表现出身高与智力的关联性。

况且，身高对智力的影响也不是很大。随机找高个子和矮个子各一名，然后测一测他们的智商，谁也不好说哪个智商比较高。不过，假如你的实验次数足够多，比方说找了高个子和矮个子各10,000名，结果的总体样态大概高个子的平均智商值会比矮个子的稍稍高那么一点。或许差值只有三四分，但毕竟呈现出了规律，并且该结果可以通过多次研究得到重复。怎么会这样呢？为什么长得高会让人更聪明？这是人类智力一个令人费解的古怪特性。

根据现有的科学研究，最有可能造成身高与智力相关性的一个因素就是遗传。智力在一定程度上是可遗传的。进一步说就是，个体的特征（或者叫性状）随遗传而变化的程度叫遗传率（也叫遗传力）。遗传率为1.0意味着该性状完全取决于基

---

[1] 身高2.24米。——译者注
[2] 《哈利·波特》系列中壮硕的管理人。——译者注

因；遗传率0.0则表示该性状与遗传完全无关。

举例来讲，你是什么物种纯粹是基因的结果，"物种"的遗传率就是1.0。如果双亲都是猪，那么无论在生长发育过程中发生了什么，后代都只会是猪。没有任何一种环境因素能把一头猪变成牛。相反，假如你现在身上着火了，火苗纯粹由外界环境造成，其遗传率是0.0。没有任何基因会让人身上突然起火，你的DNA不会让你不停燃烧并生出一个喷火的红孩儿。不过，大脑有无数特征是基因和环境共同作用的结果。

智力本身的遗传程度相当高。托马斯·布沙尔（Thomas J. Bouchard）在总结已有证据所写的综述中指出，成年人智力的遗传率有0.85，而有意思的是，儿童时期智力的遗传率只有0.45。这听起来有点奇怪，怎么基因对成年人的智力比对儿童的智力影响更大呢？产生这样的疑问是因为没有准确理解遗传率的含义。遗传率衡量的是群体中性状变化有多大程度来自遗传，而不是指基因对性状的**决定**程度有多大。基因在决定儿童智力和决定成人智力上的影响或许是一样的，但对于孩子来说，影响智力的因素可能更多。儿童的大脑尚处于发育和学习的阶段，因此有各种各样的进程会影响其呈现出的智力高低；成人已经发育成熟的大脑则相对来说更"稳定"，外界因素的影响就没有那么强，成年个体之间（可以认为在普通社会中接受了义务教育的人具有大致相当的学习背景）的差异更有可能是由内在因素（也就是遗传差异）造成的。

说到这里，以上论述可能会让一些人误以为智力和基因的关系实际上就这么简单直接。有的人愿意相信（或者说希望相信）有特定的智力基因，激活或强化它就可以让人变得更聪明。但这不太可能，因为智力是各种不同过程的综合，它们受控于各种不同的基因，而每种基因都有其各自的作用。要找出智力是由哪一个基因负责的，无异于要找出一首交响乐是由哪根琴弦负责的[①]。

身高同样取决于诸多因素，其中包括很多遗传因素。有一些科学家认为，可能有某一个或某一组基因同时影响智力和身高，因而在个子高和聪明这两个性状之间建立起联系。单个基因完全可能具有多种功能，这种现象叫作基因的多效性。

还有一种论点认为，并没有同时调节身高和智力的基因，两者的关联其实是性选择造成的，因为个子高和聪明都属于男性身上能够吸引女性的典型特点。结果，又高又聪明的男性拥有的性伴侣数最多，也就有更多的机会把自己的DNA通过后代传播到人群中，其后代自然拥有一些个子高和聪明的基因。

这是个很有意思的假说，但并没有得到广泛认可。首先，它对男性的认识有失偏颇，似乎在说男人只要具备几个富有吸引力的性状，就会让女人飞蛾扑火一般地围上来。身高可远远算不上吸引女性的唯一条件。再说了，高个子男性的女儿通常

[①]　不可否认，是有一些基因被认为或许对调节智力高低起到关键作用。比如，载脂蛋白E（APOE）基因涉及多种脂类分子的形成，参与调节多项生物学功能，还与阿尔茨海默病和认知等有关。但是，基因对智力的影响实在过于复杂，而我们目前掌握的证据十分有限，在此就不赘述了。——作者注

也是高个子，而很多男人一见高个子女孩就吓得打退堂鼓了（我的一些高个子女性朋友告诉我的）。

高智商女性的遭遇也一样（同样，也是我的一些聪明的女性朋友说的，这里记录的**全部**都是她们）。因为种种原因，也没有任何真凭实据表明女性必然会迷上聪明的男性。比方说自信常被看作是一种性感的表现，而我们之前也说了，智力较高的人总体而言比较不自信。更别说才智还常常让人紧张、惹人厌烦，"书呆子""学究气"之类的说法这几年声名已经大大好转，但长久以来都属于骂人的话，他们给人留下的典型印象就是异性缘差。举的这几个小例子只为说明：为什么负责身高和智力的基因其实传播得相当有限。

还有一种假说认为，长得高需要身体健康、营养充足，而同样的条件也有益于大脑和智力的发育。简单来讲，就是发育时期获得了更好的营养、过着更健康的生活，因而身高和智力都得到提高。然而事情又不只是这样。很多人拥有各种特权、过着能想象得到的最健康的生活，最终却长得很矮或者很蠢呀。当然，还有又矮又蠢的。

那么，和脑的体积大小有关系吗？高个子的人通常脑也比较大，而脑的大小与一般智力有微弱的相关性。这个问题比较有争议。虽说大脑的处理和连接效率对个体的智力起到十分重要的作用，但还有一个现象也是不争的事实：智力非凡人士的某些脑区——比如前额叶皮层和海马区，体积更大、灰质更多。这从逻辑上很好理解，脑袋更大，自然也就能够或可能提供更多才智扩展和发育的空间。总的说来大概就是，较大的大脑或许也是一个影响因素，但并不是必然的原因。大脑袋也许会让人有更高的概率变得聪明，但结果却不绝对。就像购买昂贵的新运动鞋并不会让你跑得更快，但或许可以激励你进步。特定基因的实际作用大致同样如此。

　　遗传、教养方式、教育质量、文化规约、刻板印象、一般健康状况、个人兴趣和疾病等，所有这些都能或多或少地影响大脑的智力表现。就像我们不能把鱼的发育与它生活的水体分开一样，我们也不能脱离人类文化去谈智力——假如你硬把鱼和水分开，鱼的发育也只会是"短暂的"。

　　文化对智力的表现起到了巨大的作用。一个经典例子就是19世纪80年代迈克尔·科尔（Michael Cole）带领团队在非洲的研究发现。他们去了偏僻的Kpelle部落，那里几乎完全没有接触过外界的现代文化，他们想看看人们若不受西方文明的文化因素影响是否会表现出同样的人类智力。起先，结果很令人失望，Kpelle人只表现出相当原始的智力，连最简单的问题都解决不了，而在发达国家同样的问题连小孩子都能轻松答对；甚至当研究人员"碰巧"给出了正确答案的线索时，他们还是无法领会。看来，要么他们的原始文化不够丰富，无法有效地激发高等智力，要么就是某些生物学特性恰好阻碍了智力的发展。然而故事的转折是那么……令人沮丧，当一位研究人员要求他们在测试中"像傻子那样"作答时，他们立刻给出了"正确的"答案。

考虑到语言和文化障碍，研究人员给Kpelle人的测试内容是为物品分类。研究人员的标准是按类别分组（比如工具、动物、石器、木制品等），因为需要用到抽象思维，所以代表较高的智能，但Kpelle人总是按功能给物品分组（比如能吃的、能穿的、能用来挖掘的等）。这在研究人员看来属于"较低的"智能，但Kpelle人显然对此不以为然。他们靠土地养活自己，随心所欲地给物品分组纯属毫无意义地浪费时间，是"傻瓜"才会去做的事。这个例子不仅让我们明白不应以自己的先入之见评判他人（以及在实验开始之前务必要做好功课），也说明所谓的智力概念深刻地受到环境和社会观念的影响。

还有一个没那么极端的例子，叫"皮格马利翁效应（Pygmalion effect）"，又名"期待效应"。1965年，罗伯特·罗森塔尔（Robert Rosenthal）和莉诺·雅格布森（Lenore Jacobson）在小学开展了一项研究，教师们被告知有一些学生天资聪颖，应当留心观察并因材施教。正如大家所期待的，那些学生确实在测验和考试中取得了与优异智力相符的好成绩。然而问题来了，其实他们并无特殊天赋，就是普普通通的孩子而已，但被认为聪慧真的令他们的表现变得与期望相符了。类似的研究也在大学生中做过，并得到了类似的结果：当学生得知智力固定不变后，他们的测试成绩变差了；而被告知智力可以改变的学生，成绩就会变好。

或许这也是高个子总体显得更聪明的另一个原因吧。如果你小时候就长得比较高，可能更容易被人当成大孩子对待，与你讲道理，于是尚在发育中的大脑就变得符合这样的期望。但无论怎么样，对自己有明确的信心是非常重要的。所以每次我在本书里提到智力"固定"的时候，实际上我都阻碍了你的发育。抱歉，是我的错。

关于智力，还有什么有趣或者说怪异的现象吗？有，全世界范围内人的智力都在不断上升，原因却尚不明确。这种被称为智力的弗林效应（Flynn effect）的现象，指的是全世界多个国家、各个年龄层次、不同人群中（尽管不同人群的条件天差地别），液态智力和晶态智力的总体得分持续增长的事实。原因可能是全世界教育水平的上升、卫生保健和健康意识的提高、信息资源的日益丰富和复杂技术的逐渐普及等；甚至还有可能是变种人的特异功能觉醒了，慢慢把人类社会变成了天才社会吧。

没有任何证据显示最后一点是真的，但至少可以拍成一部不错的电影呀！

关于为什么身高和智力有关联，还有各种各样的解释。也许它们都有道理，也可能都是错的，真相或许就在两个极端之间，本质上却还是经典的先天与后天之争。

基于我们对智力的了解，仍有这么多不确定之处是不是有点令人惊讶？智力很难定义、测量和单独分析，可它又切实存在，让我们可以对其进行研究。这是种特殊的一般能力，由多种其他能力构成。智力的产生要用到许多脑区，而不同脑区的连接方式或许关系重大。由于大脑的运作方式在逻辑上颠三倒四，智力并不是信心的保证，智力欠缺也不一定让人信心不足，似乎只有被当作聪明人对待的情况下，才会让人变得更聪明，所以大脑自己其实也不确定应该拿它负责的智力怎么办。一般智力的水平高低基本上由基因和抚养所决定，但倘若你有意愿改变它，那它或许也有可能增强。

　　研究智力如同尝试用棉花糖代替羊毛编织一件没有参考纸样的毛衣。所以说，只要敢尝试就已经相当了不起啦！

第5章

看到眼前这一章了吗

大脑观察系统的混乱性能

　　非凡大脑赋予我们的各种能力当中，特别有意思的，大概也是人类独有的一种，就是"内视"。我们有自我意识，可以感知自己的内在状态和心理状态，还能进行自我评价和研究。因此，很多人推崇反省和哲学思维。不过，大脑究竟如何感知头颅外的世界同样不可小觑，要知道脑的结构中有很大一部分专门负责感知外部世界。我们靠感官认识世界，关注其中的重要元素，并采取相应的行动。

　　也许有不少人以为，头脑中感知的内容不折不扣地反映出了真实的外部世界，因为眼睛、耳朵还有其他感官似乎都是被动的记录系统，它们把接收到的信息传给脑，由大脑分选和组织信息，再传到相关部位，就像飞行员检查设备一般按部就班，实际上却根本不是这样。生物不是技术，通过感官传到大脑的信息并不是由我们习以为常的影像、声音和感觉形成的翔实而丰富的数据流。实际上，感官提供的初始数据更像是一股泥流，大脑做了十分了不起的信息加工，才给我们提供了丰富全面的世界观。

不妨想象一名在警察局给嫌疑人画像的画家，总是根据间接描述来绘制人像。现在，再想象一下提供描述的不是一个人，而是几百个人同时发声；所要画的也不再是黑白素描，而是一幅案发所在地区的三维全彩图；一个人也不能少，还要每分钟更新。大脑的工作与此颇为类似，充其量可能也就不会像画家那么心烦吧。

大脑能凭借有限的信息对环境做出如此详尽的描绘，这毫无疑问非常厉害，但失误和差错也悄悄乘虚而入。大脑感知周遭世界并判断出其中必须予以关注的重要之处，其采用的方式既体现了人类大脑的强大本领，也凸显出它的诸多缺陷。

玫瑰换一个名字……①

（为什么嗅觉比味觉强大）

大家都知道，大脑用到了五种感觉。而在神经科学家看来，感觉不止五种。

---

① 引用了莎士比亚在《罗密欧与朱丽叶》中的"玫瑰换一个名字，芳香依旧"（That which we call a rose by any other name would smell as sweet）。——译者注

有些"额外的"感觉我们前面已经提到过,比如本体感觉(感觉躯体和四肢的位置动作)、平衡感(由内耳介导的感觉,可以探测重力和身体在空间中的移动),还有食欲,因为探测体内和血液中的营养水平也是一种感觉。这些感觉主要关注人体的内部状态,而"正规的"五种感觉则负责监测与觉察外部世界——我们周围的环境。很显然,这五种感觉指的是:视觉、听觉、味觉、嗅觉和触觉,更通俗的说法就是看、听、尝、闻、摸。每种感觉都涉及复杂的神经机制,大脑也使用这些感觉提供的信息时还会把事情搞得更加复杂。五种感觉都可以归结为对环境的探查,并通过与脑相连的神经把得到的信息转化为电信号。协调这些过程可谓大工程,大脑也确实花了不少时间。

关于个体的感觉可以写成,也已经有人写出了长篇大论。那么,我们现在就从可能是最怪异的一种感觉——嗅觉开始吧。嗅觉经常被低估。严格说来,鼻子确实"低于"眼睛。这可真是不幸,要知道大脑的嗅觉系统,也就是负责闻气味(或者说"加工气味知觉")的部分非常奇特有趣。嗅觉被认为是在演化过程中最早产生的感觉。它发育得非常早,是胚胎在子宫内发育出的第一种感觉。有研究显示,还在发育中的胎儿就能感受到母亲闻到的气味。母亲吸入的气味颗粒进入羊水,胎儿可以从中探测。过去曾认为人类能分辨出的气味多达一万种。这看起来似乎囊括了繁多的种类,但这个数据是以20世纪20年代起开展的一项研究为基础得出的,很大程度上基于的是理论分析和假设，并没有通过实验仔细验证过。

把时间快进到2014年，卡罗琳·布什迪（Caroline Bushdid）和她的研究小组检测了上述说法，请实验参与者区分一些气味相似的化学混合物。如果人的嗅觉系统只能闻出一万种气味，那就无法辨别混合物的差别。出人意料的是，参与者相当轻松地完成了任务。研究者最后估计人类实际上可以闻出 1 万亿种左右的气味。这样的数量级一般只用来描述天文学上的距离，很少会用来描述如人类感官这样单调的事情，简直就像是去橱柜翻找真空吸尘器却意外发现了鼹鼠人文明的地下城①。

那么，嗅觉是怎么起作用的呢？我们知道，气味通过嗅神经传到脑。把头部功能与大脑相连的颅神经有 12 对，其中排第一位的就是嗅神经（视神经排第二位）。组成嗅神经的嗅觉神经元在很多方面都很特别，其中最显著的特点是，它们是人类神经元中少有的几种具有再生能力的，从而让嗅神经成为神经系统中的金刚狼（著名的《X 战警》系列）。正因为具备再生能力，鼻子里的这些神经元备受关注，研究人员希望能把它们的再生能力应用于其他部位的受损神经元，比如截瘫患者的脊椎。

嗅觉神经元之所以需要再生，是因为它们属于少数几种直接暴露在"外界"环境中的感觉神经元，娇嫩的神经细胞容易

---

① 也有科学家对该结果提出质疑，认为之所以会得出如此惊人的数字，并不是我们的鼻孔强大，而是被研究中不可靠的数学方法蒙骗了。——作者注

受损。嗅觉神经元位于鼻腔上方的黏膜内，由嵌入黏膜的嗅觉受体探测气味颗粒。受体接触到相应的气味分子后，便发送信号给嗅球，由嗅球负责整合气味信息。嗅觉受体的种类非常丰富。1991年，理查德·阿克塞尔（Richard Axel）和琳达·巴克（Linda Buck）在他们获得诺奖的研究中发现，人类基因组中有3%的基因负责编码不同类型的嗅觉受体。这一结果也证实，人类的嗅觉确实比过去想象得更复杂。

嗅觉神经元探测到特定物质（比如奶酪分子、某种甜味的酮、某个口腔卫生堪忧的人嘴里散发的分子等）后会向嗅球发送电信号，嗅球再把信息传递到嗅核、梨状皮层等脑区，于是你就感觉闻到了什么。

气味与记忆的联系非常紧密。嗅觉系统紧挨着海马以及记忆系统的其他主要组成部分，因为位置挨得太近，事实上早期解剖学研究甚至一度将其当作记忆系统。但实际上它们并非两个碰巧挨在一起的独立区域，就像虔诚的素食者和肉贩子成了邻居。和处理记忆的区域一样，在结构上嗅球也属于边缘系统，与海马和杏仁核之间有活跃的联系。于是，某些气味与饱含情绪的生动记忆紧密相连，比如饭烧焦的气味会让你突然回想起在爷爷奶奶家度过的周末。

像这样的情景或许你经历过多次，某种气味强烈地勾起你的童年回忆和/或当时的心情。假如小时候在爷爷家度过了许多快乐时光，而爷爷爱抽烟斗，那么长大后你也许会对烟斗的味道怀有一种温暖而忧伤的爱。嗅觉作为边缘系统的一部分，意味着有比其他感觉更直接的途径去触发情绪，或许这就是为什么嗅觉常常比大多数其他感觉更能唤起强烈的反应。看到一块新鲜出炉的面包没什么特别的，但它的**香味**会让人无比愉悦、莫名心安，因为它勾起了与之相关的愉悦记忆，而回忆的最后总是开心地享用美味。当然，气味也会产生相反的效果：看到腐烂的肉只是感到不太舒服，但闻到烂肉的臭味却会让人忍不住呕吐起来。

有些人注意到了嗅觉的强大能力以及嗅觉触发记忆和情感的倾向。想利用这个特性获利的人也不在少数：房产中介、超市、蜡烛制造商，以及各种想要利用气味控制情绪，从而使人们自愿掏出钞票的人。这种方法的效果有目共睹，不过起效的方式也因人而异——比如，曾因香草冰激凌而食物中毒的人闻到香草味就不会感到安心放松。

关于嗅觉还有一个有趣的误解：长久以来，很多人觉得气味无法"作假"。但若干研究显示，事实并非如此。对气味的错觉时有发生，比如根据标签［标记为"圣诞树"或"厕所清洁剂"之类的——这例子可不是我随口瞎说的，而是来自研究人员赫兹（Herz）和冯·克里夫（Von Clef）在2001年进行的实验］判断某种气味是否令人愉悦。

过去，人们相信嗅觉不存在错觉是因为大脑靠"闻"获得的信息太有限了。一些测试表明，人经过训练可以依循气味"追踪"物品，但只限于初步探测。差不多就是闻到某种气味，据此判断出附近存在什么散味的源头，仅限于知道"有"

或"没有"的程度。所以，就算大脑弄混了气味信号，使你闻到了与实际散发气味不同的东西，你又怎么知道这一点呢？气味或许是强大的，但对于忙碌的人类来说，应用范围相当有限。

嗅觉也存在幻觉现象[1]，即闻到不存在的气味，并且其普遍程度令人担忧。常有人称闻到过烧焦的气味，吐司、橡胶、头发烧焦或者就是单纯的"焦味"。正因为这种现象太常见了，我们甚至可以找到许多专门讲嗅幻觉的网页。嗅幻觉常与神经方面的疾病有关，比如癫痫、肿瘤或脑卒中（中风）等，这类疾病可能造成嗅球或嗅觉处理系统中的某些部分产生异常活动，从而使大脑认为闻到了烧焦的气味。还有一种很有用的区分方法：出现错觉是感觉系统搞错了、被骗了；出现幻觉则是更典型的功能故障，是大脑运作中的什么环节出了岔子。

嗅觉并不总是单打独斗。嗅觉常被归为"化学"感受，因为它探测特定的化学物质，并因此被激活。化学感受说的是味觉。味觉和嗅觉常常被同时用到，我们吃的东西大多都有明显的气味。两者的机制也相似，即舌头和口腔内的感受器对特定的化学物质起反应，这些化学分子多数是溶于水的（好吧，

[1]　区分"错觉"和"幻觉"非常重要。错觉是指感官探测到某种信息，但给出了错误的解释，于是感知到了不同于事实存在的东西。但假如闻到了"**无中生有**"的气味，这种就是幻觉，感知到事实并不存在的东西意味着大脑深处感觉处理的区域中有什么机制未能正常运行。错觉是大脑运作的怪癖，而幻觉的问题更加严重。——作者注

就是唾液）。感受器集中于舌头表面分布的味蕾。普遍认为味蕾有五种类型，分别感受咸、甜、苦、酸和鲜。最后一种对谷氨酸钠起反应，也就是俗称的"肉味"。实际上味觉的"类型"不止五种，比如说还有涩味（例如蔓越莓）、辛味（姜的味道）、金属味（你能从……金属中尝到）。

如果说嗅觉被低估了，那么味觉则刚好相反，比较鸡肋。味觉是人体主要感觉中最弱的一个，很多研究表明，它还深受其他因素的影响。举例来说，你可能见过葡萄酒的品鉴流程：品酒师啜饮了一小口，然后宣布这是一瓶拥有54年历史的西拉红酒，来自法国西南部的葡萄园，带有些许橡木、肉豆蔻、柑橘和猪肉（我只是瞎猜啦）的味道，所采用的葡萄是由一名28岁的小鲜肉踩出来的，他的左脚后跟还长了个疣。

哦，多么优雅，多么令人印象深刻啊！不过，很多研究指出，如此精确灵敏的味觉与舌头关系不大，主要关乎心理。专业的葡萄酒品鉴师间做出的判断经常相互矛盾，对同一种酒，这一位表示堪称世界顶级，另一位与其资历相当者则认为与池水无异。一瓶好酒难道不该人人称赞么？并不是，因为味觉非常不可靠。品酒师在面对若干份葡萄酒样本时，也尝不出哪个是特殊年份的佳酿，哪个是大规模生产的便宜货。更糟糕的是，有测试显示，拿到待评测红酒样本的品酒师竟然辨别不出自己喝的其实是加了食用色素的白葡萄酒。显而易见，味觉的准确性可能没有太高的精确度。

我在这里郑重声明，科学家并不是针对品酒师有什么特殊的不满，只不过想说明并没有那么多专业人士真正具有如此灵敏发达的味觉。这也不是说品酒师在说谎，他们当然可以算是在体验自己声称的味道，但那些都主要来自期待、经验和富有创造力的大脑，而不是真正来自味蕾。不过，神经科学家对这个领域的不断打击恐怕很难得到葡萄酒品鉴师的认同。

事实上，品尝味道在大部分情况下都是一种多感官体验。因感冒或是其他疾病而鼻塞后，我们往往会抱怨吃东西没味道。这就是因为决定味道的几种感觉相互作用，交织混合，让大脑难以分辨。而味觉因为太弱了，总是会受到其他感觉影响。其中对味觉影响最大的，没错，就是嗅觉。我们尝到的味道，大部分来自食物的气味。有实验要求参与者堵住鼻子、蒙上眼睛（同时排除视觉的影响），在只有味觉可依赖的情况下，参与者尝不出苹果、土豆和洋葱的区别。

玛莉卡·奥夫雷（Malika Auvray）和查尔斯·斯彭斯（Charles Spence）在2007年发表的一篇论文中指出，我们在吃气味强烈的食物时，尽管主要是鼻子在传送信号，大脑还是倾向于认为那是一种味觉而非嗅觉。因为吃东西时的感觉大部分在口腔，大脑就笼统地推断所有信号都来自此，并相应地把信号都解读为味觉。不过，大脑为产生味觉已经做了不少工作，再要责怪它做的推断不够准确就未免有点苛刻了。

这部分给我们的启示是，就算你是个糟糕的厨师，但只要客人们都患有重感冒并愿意坐在黑灯瞎火的地方，就依然可以成功地举办晚宴。

来呀，摸摸这噪声

（听觉和触觉竟然有关联？）

听觉和触觉本质上是相通的，很多人不知道这一点。不过你回想一下，你应该体验过用棉签掏耳朵有多爽吧，对不对？好吧，其实这和我要说的没什么关系啦，我只是想表明观点。实际上，大脑感知到的触觉和听觉虽然完全不同，但感知它们所用到的神经机制却有着惊人的相似之处。

上一部分我们讨论了嗅觉和味觉，以及它俩的共同点。确实，辨别食物时，嗅觉和味觉发挥着相似的作用，也会互相影响（主要是嗅觉影响味觉），但两者的主要关联在于，它们都是**化学**感觉。嗅觉和味觉感受器的触发都需要特定的化学物质，比如果汁或小熊软糖。

可触觉和听觉又有什么共同之处呢？你有觉得什么东西听起来黏糊糊的，或是摸上去尖声尖气的吗？从来没有过吧？

实际上不是这样的。有些爱好比较吵的音乐类型的人，通常享受的是音乐带来的触感。不妨想想酒吧、汽车、音乐会等各种场景用到的音响设备，把音乐中的低音放大到一定程度后，人便会感觉内脏震颤。声音强到一定程度或是落在某个音调上时，就好像具有了某种"实体的"存在。

听觉和触觉都可以归为"机械感觉"，意思是它们都在受力时被激活。乍一听也许有点奇怪，因为听觉的基础明明是声音。但声音实际上是空气中的振动传到人耳的鼓室，引起鼓膜振动，接着继续传递到一个充满液体、螺旋形的结构——耳蜗，于是声音就进入了我们的头脑。耳蜗十分精巧灵敏，实际上是一条含有液体的卷曲长管。声音沿着蜗管前进，而耳蜗的精巧布局和声波的物理特性意味着声音的频率（单位是赫兹，Hz）决定了振动可以沿蜗管前进多少距离。耳蜗内分布着柯蒂氏器，与其说是独立的结构，实际上更像一层膜。柯蒂氏器表面是毛细胞，不过毛细胞不是真正的毛，而是感受器——起这种名字的科学家好像还嫌事情本身不够复杂似的。

毛细胞探测到耳蜗内的振动后发放信号。不过，由于特定的频率只能传播特定的距离，因此只有局部区域的毛细胞会被激活。也就是说，耳蜗内其实有一张音频"地图"，最前端的部分被频率较高的声波激活（也就是很尖的声音，像吸了氦气的亢奋小孩），最"末端"的部分被频率特别低的声波激活（非常低沉的声音，像鲸鱼唱着巴里·怀特[①]的歌）。两端之间的区域对人类听力范围内的大部分音频（20 ~ 20,000赫兹）都有反应。

支配耳蜗的是第8对颅神经，即前庭耳蜗神经，它把信息通过耳蜗毛细胞发出的信号传送到大脑颞叶上方负责处理听觉的听皮层。信号来自耳蜗的哪个部位，就告诉了大脑音频是多少，于是我们就知道听到了什么频率的声音。这就是耳蜗"地图"的作用，相当巧妙。

---

① 巴里·怀特（Barry White），20世纪70年代的黑人音乐领袖，其声音以低沉、磁性为特点。——译者注

　　麻烦的是，这样一套系统，有着非常精密和精确的感觉机制，又处于不断晃动的状态，势必比较容易受损。鼓室本身由三块细巧的小骨头以特殊的连接方式组成，常会受到干扰或损伤，比如液体、耳屎、外伤或是各种你想得到的原因。随着年龄的增长，这些组织还会变得僵化，振动越来越有限，而当它不再振动时也就意味着人失去了听觉感知。所以也可以说，老年听觉衰退既是生物学问题，又是物理学问题。

　　听觉还有各式各样的差错和纰漏，比如耳鸣或其他类似的毛病，让我们感觉到实际并不存在的声音。这类问题被称为"耳内现象（endaural phenomena）"，即外界没有声源，是听觉系统出现故障而产生的声音（比如耳屎堵了某些关键部位，或是重要的膜异常增厚）。耳内现象不同于听幻觉，它是产生听觉信号的地方出现异常，而幻听主要是加工听觉信息的"上层"脑区产生了异常活动。它们往往让人感觉"听到了说话声"（在后面关于精神错乱的部分我们还会继续讨论），还有一些则表现为音乐性耳鸣，患者会听到莫名其妙的音乐，以及突然出现"嘭"的一声巨响或爆炸声的爆炸头综合征，属于一类"听起来比实际情况糟糕得多的疾病"。

　　不管怎样，人脑把空气中的振动转化为我们日常体验到的丰富而复杂的听觉，这已经是非常了不起的工作。

　　所以说，听觉就是一种对振动和声音施加的压力产生反应的机械感觉。触觉呢，则是另一种机械感觉。当压力施加在皮肤上，我们会有所感觉，因为皮肤上遍布着专门的机械感受器，能够产生信号并通过专门的神经传递到脊髓（除非刺激是施加在头部的，就由面部神经来处理）；接着信号传到大脑，由位于顶叶的躯体感觉皮层解析出它从何而来，让我们产生相应的感觉。看似简单，所以实际肯定并非如此。

首先，我们所说的触觉包含多种元素，它们共同形成了一种总体感觉。除了物理压力，还有振动和温度、皮肤的拉伸，以及某些情况下的痛觉。这些感觉在皮肤、肌肉、脏器或骨骼上都有专属的感受器。整套系统称为躯体感觉系统（大脑皮质上对应的是躯体感觉皮层），相应的神经支配全身。痛觉，又叫伤害性感受，有其专属的受体和神经纤维遍布全身。

大脑或许是唯一没有痛觉受体的器官，因为它负责的是接收和处理痛觉信号。你可以这样理解，大脑如果能感觉到疼痛将会引起混乱，那就像用自己的手机拨打自己的号码，还指望有人接电话一样。

有意思的是，身体不同部位对触觉的敏感程度不一，对相同的接触也有不同的反应。就和前一章讲到的运动皮层一样，躯体感觉皮层也有对应身体不同区域的地图，分别接收不同部位传来的信息，比如负责足部的区域处理脚上传来的刺激，负责手臂的区域处理胳膊上的刺激，诸如此类。

不过，躯体感觉皮层并未按照身体实际尺寸进行区域划分，也就是说接收到的感觉信息多，并不一定意味着传来感觉的区域就大。胸部和背部只占用躯体感觉皮层中相当小的一部分，而手和嘴唇却占用很大一部分。身体有些部位对触觉格外敏感，但脚底就不是特别敏感，毕竟踩到一颗鹅卵石或一根小树枝就有精确的疼痛感会很不实用；但手和嘴唇在体感皮层中所占的面积大得不成比例，那是因为我们需要靠手和嘴唇实现十分精细的动作和感觉，结果它们就非常敏感。生殖器同样如此，但咱们就不深入展开了。

科学家测量触觉敏感性的方法很简单，用带有两个尖头的器械往人身上戳，然后看两个尖头距离多近时人还能分辨出压力是落在两个点上的。指尖特别敏感，因此人们发明了触摸的盲文。不过，指尖的敏感程度也有限，盲文之所以是一组组独立的凸点，就是因为指尖的敏感性还不足以分辨印成普通文本大小的字母。

和听觉一样，触觉也会"受骗"。我们通过触觉识别物体的能力一部分来自大脑对手指顺序的意识。所以，当你用食指和中指去触摸某个小东西（比如一颗玻璃弹子）时，感觉到的只是一件物品；但是，若将食指和中指交叉，并闭上眼睛，就会感觉好像摸到了两件。这是因为处理触觉的躯体感觉皮层和运动手指的运动皮层之间没有直接的交流来提醒对方注意，而眼睛又闭了起来不能提供任何信息，无法纠正大脑得出的不准确结论。这就是著名的"亚里士多德错觉"（Aristotle's illusion）。

好了，现在我们了解到触觉和听觉之间要比乍看之下拥有更多的相同点。而近来一些研究发现，两者的关联或许比过去以为的还要深。人们早就知道，某些基因与听觉能力、耳聋风险强相关。亨宁·弗伦泽尔（Henning Frenzel）团队于2012年发现，基因也影响触觉敏感性，而颇有意思的一点是，那些听觉特别敏感的人，通常也会具备比常人更精细的触觉。类似的，因为基因而听觉薄弱的人更有可能同时出现触觉敏感性较差的状况。研究者还找到了一个会同时导致听觉和触觉受损的突变基因。

尽管该领域还有很多研究工作有待开展，现有的证据已强烈表明，人脑运用相似的机制来处理听觉和触觉，因此出现深层问题影响到其中一个方面时，最终另一个方面也会受到牵连。这或许不是最合理的安排，但和上一部分我们看到的味觉与嗅觉的相互作用还算一致。大脑确实倾向于把感觉组合起来，虽然从实用角度来看似乎没什么必要。但另一方面，也说明我们的确能以更切身的方式"感受节奏"。

耶稣显灵在……面包片上？

（关于视觉你所不知道的）

面包片、煎饼、比萨、冰激凌、涂抹酱、香蕉、蝴蝶脆饼、薯片和墨西哥玉米片有什么共同点？答案：上面都出现过耶稣的脸。（真的，都有据可查。）除了食物上，耶稣还经常显现在涂了清漆的木制品表面。不止有耶稣，有时还有圣母玛利亚，甚至猫王（Elvis Presley）。

实际上，全世界数不胜数的物品具有随机的颜色图案或明暗图形，纯粹出于偶然，有些恰好神似某个著名形象或是面孔。而如果这张脸还属于一个富有玄学特征的名人（猫王即属此列），就更容易引起关注，让人浮想联翩了。

最古怪的一点（从科学角度来说）在于，即便清楚地意识到那只是烤面包片而不是什么耶稣复活，我们还是会看出那些形象。哪怕不相信宗教的人也都可以认出所谓的耶稣或圣母玛利亚。

人脑对视觉的倚重超过所有其他感觉，视觉系统自豪地拥有许多令人称奇的怪癖。和其他感觉一样，如果认为眼睛是两只湿漉漉的摄像机、丝毫不漏地获取着周围环境的信息并将其完整地传到大脑，那就太不符合实际情况了[1]。

很多神经科学家主张，视网膜是脑的一部分，因为它和大脑发育自相同的组织，并且与大脑直接相连。眼睛接收光线，光线从前面穿过瞳孔和晶状体，落在后方的视网膜上。视网膜是一层很复杂的结构，由光感受器组成。光感受器是专门检测光的神经元，其中一部分只要六个光子（1个光子是光的1"位"）就能将其激活。这种惊人的敏感程度相当于银行

---

[1]　不是说眼睛不奇妙，恰恰相反。正因为眼睛非常复杂，神创论者以及其他反对演化论的人才经常以眼睛为例试图说明自然选择不正确，认为如此精巧复杂的眼睛不可能就那么"出现"，一定是某个强大的造物主创造出来的。可是，如果你好好了解一下眼睛的工作方式，难免会猜测那位造物主是在周五下午或是宿醉的早晨完成设计的，因为有很多不甚合理之处。——作者注

安保系统在有人刚起了抢银行的念头时就触发警报。这类敏感度高的光感受器叫作视杆细胞，主要识别明暗对比，它们在如夜晚等弱光条件下工作，明亮的日光实际上会让它们过饱和而无法发挥作用，就像把一加仑水往一只鸡蛋杯里倒。另一种（日光友好型的）光感受器负责检测特定波长的光子，也就是我们感知到的色彩。这类光感受器叫作视锥细胞，让我们对环境有更细致的分辨，只是需要在光比较强时才会被激活，从而回答了为什么我们在光线昏暗的地方辨不出色彩的问题。

　　光感受器在视网膜上的分布并不均匀，不同区域疏密不一。视网膜的中心能清晰地识别出细节，而边缘大部分只给出模糊的轮廓，这是由于中心和外周的光感受器类型有不同的分布密度和连接方式。每个光感受器都连着其他细胞（通常是一个双极细胞和一个神经节细胞），从而把信息从光感受器传送到脑。每个光感受器都是感受野的一部分（连接相同传送细胞的所有光感受器组成一个感受野），不同感受野覆盖视网膜的特定区域。不妨想一下手机基站，它接收其覆盖范围内所有手机传送的各种信息并进行处理。而双极细胞和神经节细胞就相当于手机基站，感受器则相当于手机，共同构成了特定的感受野。当光线到达特定区域时，光通过感受野中的光感受器激活相连的双极细胞或神经节细胞，然后大脑识别出光信号。

　　视网膜边缘的感受野相当大，就像高尔夫伞似的有硕大的伞面围绕伞轴。但是，面积大也意味着精确性低——很难精确指出一滴小雨点落在了伞面上的什么位置，只知道有没有雨滴。好在靠近视网膜中心的感受野比较小，且分布相对密集，足以提供精准、清晰的图像，让我们得以看到小细节，比如小字印刷的说明。

奇怪的是，视网膜上只有一处能识别精细的细节，叫作中央凹，位于视网膜的正中间，占整个视网膜面积的1%不到。如果把视网膜比作宽屏电视机，那么中央凹只是屏幕中间的一个拇指印。眼睛的其余部分则提供给我们隐约的轮廓、模糊的形状以及颜色。

有人可能觉得这说不通呀，我们不是把世界看得清清楚楚明明白白的吗，有如此怪异的白内障也没关系？上面描述的编排方式简直就像反着拿镜头上涂有凡士林的望远镜。可令人担心的是，从最纯粹的意义上说，我们就是这么"看"的。只不过，大脑在我们的意识感知到图像之前就完成了杰出的图像清晰化工作。比起大脑对视觉信息所做的提升，最好的图像处理软件修出来的图片也无异于黄色蜡笔涂鸦的草稿。那么，大脑是怎么做到的？

我们的眼睛总在转动，主要原因就在于中央凹要对准周围环境中需要看清的各种东西。过去，追踪眼球运动的实验曾用特制的接触式**金属**镜片 —— 不妨想象一下那滋味，并向那些富有科学奉献精神的人致以敬意吧[①]。

[①]　现代的摄像机和计算机技术让追踪眼球运动变得更简单（也不会那么难受）。一些市场营销企业甚至在手推车上安装了扫描眼球运动的装置，用来观察消费者在商店里关注些什么。在此之前人们还用过头戴式激光追踪设备，但近些年科学的进步速度已经快到让激光设备成了老古董，这一点真让人感觉太棒了！——作者注

基本上，不管我们盯着什么看，中央凹都会以尽可能快的速度尽量全面地对其扫描。想象一盏对准了一片足球场的聚光灯，而控制它的竟是一个咖啡因摄入量接近极限的人——你的情况差不多就是这样。以这种方式获取的视觉信息，加上视网膜其余部分提供的虽然细节欠佳但尚可一用的图像，大脑足以开展一些重要的修图工作，对看上去像什么做出一些"合理的猜测"。于是，我们就看到了"我们看到的"。

就靠视网膜上那么一丁点大的面积要做那么多事情，听起来这是一套效率十分低下的系统。但是请想一想大脑需要用多少部分来处理这么多视觉信息，哪怕只是令中央凹的面积增大一倍，让它占视网膜的面积超过1%，用来处理视觉的大脑物质就需要增多到使人脑大如篮球的程度。

可大脑是怎么加工的呢？它怎么把如此粗略的信息变成丰富的视觉感知呢？是这样的，光感受器把光信息转换为神经元信号，两眼的视神经[1]把神经元信号传递至大脑的多个部位。视觉信息先是被送到丘脑——大脑古老的中央车站，再从那儿传向更远的地方。有的最终到达脑干；有的到达一处叫作顶盖前区的地方，此处负责对光强做出扩张或收缩瞳孔的反应；还有的到达上丘，此处控制眼球快速移动，也叫眼跳（saccades）。

---

[1] 在此指出，有的人声称他们在接受眼科手术时感觉眼睛被"取出"，眼球被视神经吊在脸颊旁边，就和特克斯·艾弗里（Tex Avery）制作的动画片里那样。但这是不可能的，虽然视神经有一点伸展性，但肯定没法像一端系着小球的绳子那样拉伸到把眼球吊起来的程度。——作者注

　　如果你留意一下自己的眼睛是怎么从左扫到右、再从右扫到左的，就会发现，双眼并不是平滑地移动，而是连续地小跳（动作放慢才能正确体会这个过程），这就是眼跳。在每次眼跳之间，视网膜上会呈现出"静止"的图像，大脑把一组静止图像拼接起来，从而感知到一幅连续的影像。严格说来，两次跳动之间我们并没有"看到"什么，但因为跳动的速度极快，我们注意不到其中的间隔，就像动画片里两帧画面之间一样。（事实上，眼跳是人体完成得最快的动作之一，同样快速的还有眨眼，以及老妈突然走进房间时你合上笔记本电脑的动作。）

　　当你把目光从一件物体移向另一件时，就可以体会到断断续续的眼跳，可是用目光追随某个运动物体时，眼睛的动作又顺滑得像打了蜡的保龄球。这其中具有演化意义：当你在自然界追逐运动物体时，通常意味着那是猎物或者威胁，所以你需要持续盯着它。可是，我们只在有移动物体可追踪时才能平稳地动眼睛，一旦目标离开视野，眼睛就又通过眼跳回到追踪前的位置。这个过程叫作"视动反射（optokinetic reflex）"。也就是说，大脑的确能平滑地运动眼睛，只是通常不这么做。

　　可是，为什么我们动眼睛时并没有觉得是周遭世界在运动呢？毕竟，从视网膜上的成像来看，眼睛在动和周遭在动看起来是一样的。幸好，大脑有一套精巧的系统来处理这个问题。眼部肌肉有规律地接收来自耳内平衡和运动系统的信号，并以此区分是眼睛在动还是周围环境在动，也就意味着我们可以在运动的同时盯着某个物体。但这套系统也会犯迷糊，有时我们并没在动，但运动监测系统却依旧向眼睛发送信号，导致眼球的无意识运动，也就是眼球震颤。体检医生在评估视觉系统的健康状况时会查看有没有眼球震颤，因为眼球莫名颤动并不是什么好事，可能意味着控制眼睛的基础系统有什么地方出了岔子。眼球震颤之于医生和验光师就像引擎异响之于机械师，也许是无关紧要的小毛病，也许不是，但总归是**不该出现的问题**。

以上就是大脑在指定眼睛看向何方时所做的工作，而我们还没开始讲视觉信息是如何加工的呢。

视觉信息大部分被传到位于大脑后方枕叶的视皮层。不知道你有没有过头被撞得"眼冒金星"的体验？对此现象有一种解释，认为撞击造成脑子在头骨里晃动，就像讨厌的大头苍蝇在杯子里撞来撞去那样，于是，大脑的后端就弹到了头骨。结果，视觉加工区域受到压迫和损伤，引起了短暂的混乱，我们便看到奇怪的颜色和图像冒了出来，美其名曰"金星"。

视皮层本身可以分为好几层，每层又可以继续分出多层。

初级视皮层是眼睛传来的信息到达的第一站，整齐地排列成柱状结构，像切片面包似的。这些"柱"对方位非常敏感，也就是说它们只对特定方位的线条有反应。从应用角度来说，这个特点让我们得以识别边缘。其重要性无须赘言，边缘即界限，意味着我们能够识别并对焦于单个物体，而不只是构成物体形状的笼统表面。识别边缘还意味着当物体改变方位时，不同方位柱会相应地发放，从而让我们能够追踪物体的运动。我们能识别单个物体及其运动，所以才能躲开飞来的足球，而不是呆立着疑惑那团白色为什么越来越大。方位选择性的发现对于我们了解视皮层是不可或缺的，1981年，戴维·休伯（David Hubel）和托斯坦·威塞尔（Torsten Wiesel）凭借此项发现获得了诺贝尔奖。

视皮层的第二层负责识别颜色，尤其令人赞叹的是，它产生了色彩恒常性。同样的红色物体，亮光下和弱光下在视网膜上的呈现有很大差别，但次级视皮层似乎能够考量光的亮度并推导出物体"应该"是什么颜色。这很厉害，但不是百分百可靠。假如你曾经和别人争辩过某样东西是什么颜色（譬如某辆车是深蓝色还是黑色），你就对次级视皮层被弄糊涂时会发生什么有了真切的体会。

接下来是这样的：视觉处理区域继续向脑内深入，离初级视皮层越远，其加工处理越专门化。视觉处理甚至还会跨至其他脑叶，例如顶叶，那里有处理空间知觉的区域；还有颞下回，识别特殊物体和面部（回到了这一节开头的问题）。大脑有几部分专门识别面部，所以我们到处看到脸的形状，即使只是一片面包。

以上这些只是视觉系统中一部分令人印象深刻的特点。而其中最关键的当属"立体视觉"（three dimensions），或者用小孩子的话说就是"3D"。这是难度很高的一件事，因为大脑必须从参差不平的二维图像中构建出丰富的3D印象。视网膜本身严格说来是一个"扁平的"表面，所以它在支持三维图像上的能力并不比黑板强。幸运的是，大脑有一些小技巧来突破其中的局限。

首先，我们有两只眼睛。它们在面部的位置也许凑得挺近，但分开的距离已足够为大脑提供具有细微差别的图像。而大脑正是利用两眼图像的差别，计算出我们最终看到的图像中的深度和距离是多少。

以上的专业说法叫作两眼的视差，但除此之外立体视觉还涉及其他的工作原理。虽然你需要两只眼睛同时工作，可当你闭上或遮住一只眼睛后，世界并没有马上转变为一张平面图。这是因为，大脑仍然能通过视网膜传送图像的方方面面来推断深度和距离，如遮挡（此东西覆盖住彼东西）、纹理（凑近后才可以看到的精巧细节）和会聚（近处的东西往往比远处的东西分得开，想象一条长长的路不断向远处延伸，最终变成一点）等。虽然说拥有两只眼睛是计算深度最有效、最有利的方法，可只有一只眼睛时，大脑也能胜任，甚至仍然能完成需要精细操作的工作。我就认识一位仅有一只眼睛的牙医，工作非常出色。假如无法处理深度知觉，牙医的工作做不长。

我们现在看的3D电影就利用了视觉系统识别深度的方法。看着电影银幕时，前面所说的必要线索都有，所以我们能看到一定的深度。但在一定程度上，我们仍然意识得到所看的是平面上的图像，因为事实就是如此。而3D电影实际上由两组略带差异的图像重叠起来，看电影时戴的3D眼镜把图像过滤分离，一块镜片滤除某张图像，另一块镜片滤除另一张图像。结果，两只眼睛接收到的图像之间产生了细微的差别，大脑将其识别为深度。突然间，银幕上的图像朝我们迎面扑来，而我们掏的电影票钱也要翻倍。

视觉系统的处理过程如此复杂而密集，于是就有很多途径可以让它受到愚弄。耶稣显灵于面包片的现象之所以会发生，就是因为视觉系统在颞叶有一个负责识别和处理面部的区域，于是任何看着有点儿像脸的东西都会被看作是脸。记忆系统还会插嘴指认这是不是见过的脸。还有一种常见的错觉，即两个颜色完全相同的东西放到不同的背景中就看起来不同了，这可以追溯到被搞糊涂的次级视皮层。

另一些视错觉更微妙。经典的"是面对面的两张脸还是一个烛台"的图像可能最为人熟知。这张图同时展现了两种可能的理解，两者都"对"，但又互相排斥。大脑确实不擅长处理模棱两可的信息，虽然富有效率地给接收到的信息强加指定出一种解释，却并不妨碍它在两个答案之间摇摆。

以上这些都只是初涉皮毛，实在不可能用区区几页就把视觉处理系统的复杂和精妙真正传达到位。不过我仍然觉得值得做出尝试，因为视觉这种神经活动过程实在太复杂，我们的生活中有太多方面需要以此作为支撑，而大多数人对它的力量却一无所知，直到开始失去视觉才有所醒悟。这一节只是大脑视觉系统的冰山一角，藏在下面的信息量巨大。而你之所以能感觉到它的深度，只因为视觉系统就是如此的复杂。

为什么耳朵会发热

（注意力的强弱，以及为什么会不由自主地偷听）

感官提供了海量信息，可是大脑竭尽全力也不可能把信息全部处理完。再说了，有这个必要吗？有多少信息是真正有意义的呢？大脑是极其耗能的器官，从资源的角度来讲，让它专注于一小块未干透的油漆纯属浪费。大脑只能挑选它要注意的内容，这样才能把知觉和意识加工放到可能有兴趣的事情上。这个过程就是注意，或称注意力。而如何运用注意力，极大地影响了我们能够从周围世界中观察到什么。或者说，往往更重要的是，使得我们观察不到周围环境中有什么。

在关于注意力的研究中，有两个关键问题。一是大脑留给注意力的容量有多大？注意多少信息会让大脑不堪重负？二是注意力的指向由什么决定？假如大脑接连不断地受到感觉信息的轰炸，是什么让某些刺激或输入优先于其他的呢？

我们先来看容量。很多人可能留意过，注意力是有限的。也许你曾遇到过一群人七嘴八舌都要和你说话，个个要求"先听我说"的场景。这种情况令人心烦意乱，往往以你失去耐心并大吼"一个一个来！"而告终。

早期的实验，比如科林·彻里（Colin Cherry）在1953年开展的一系列实验表明，注意容量十分有限。他们采用的论证方法是一种叫作"双耳分听（dichotic listening）"的技术，让被试者戴着耳机，两耳同时听不同的录音信息（通常是一串单词）。研究人员让被试者重复其中一只耳朵听到的内容，但随后要求他们回忆另一只耳朵接收到的内容。大部分被试者可以听得出录音里是男声还是女声，但仅止于此，甚至连听到的是什么语言也分辨不出。由此可见，注意容量十分有限，不超过一个声道。

以上结果以及类似的发现最终形成了注意的"瓶颈"模型，认为呈现给大脑的所有感觉信息都会经由注意形成的狭窄通道过滤。打个比方，就像望远镜可以呈现富含细节的一小片风景或一小块天空，但除此以外就什么信息也没有了。

后来的实验却改变了人们的认识。冯·赖特（Von Wright）与同事在1975年开展的实验中，先让被试者形成每次听到某些特定的词之后被电击一下的条件反射，然后在双耳分听时，播放给**另一只**耳朵（也就是非注意通道）的录音里就有预示电击的单词。被试者听到那些词时会表现出明显的恐惧反应，这说明大脑显然也注意到了**另一条**非注意通道。但是，这种注意没有达到意识加工的程度，因此我们觉察不到。以上数据表明，在过去认为的注意边界以外，人们还是能够识别信息并予以处理的。瓶颈模型破碎了。

这种理论在更接近现实生活的环境下也可以得到验证，比如本节标题所说的"耳朵发热"的时候，该短语常指无意间听到别人谈论自己的反应。这种情况很常见，尤其在社交场合，比如婚宴、派对、体育比赛的赛场等，总是聚集了一堆又一堆的人，大家都在说话。突然间，就在你和别人就共同爱好

（足球啦、烘焙啦、芹菜啦之类的）愉快地聊着天时，听力所及范围内有人提到了你的名字。说话人并不和你在一块儿，你甚至都不知道说话人在哪儿，但他们提到了你的名字，可能后面还跟着"（他）就一大草包"之类的话，于是你的注意力一下子就从本来聊着的东西转移到他们的对话上，同时还想着为什么竟邀请那人做自己的伴郎！

要是注意力真像瓶颈模型所说的那么有限，就不会出现上面的情况。可显然，事实并非如此。这种现象被称为"鸡尾酒会效应"——职业心理学家真是一群优雅的人。

瓶颈模型的局限催生了后来的容量模型。虽然该模型通常被归功于丹尼尔·卡纳曼（Daniel Kahneman）1973年的工作，但其实此后还有很多心理学家对此做出过详细阐述。瓶颈模型认为，注意力如同"一道"追光，会根据需要四处移动；而容量模型则相信，注意力更像是有限资源，在未耗尽的前提下可以被分配到多项任务（多个注意焦点）。

两个模型都解释了为什么多任务作业那么困难。按瓶颈模型的理论，唯一的"一道"注意力要不断地在不同任务间跳来跳去，追踪起来就非常困难。而根据容量分配模型，虽然允许你同时注意不止一件事，但前提是要有足够处理它们的资源，一旦超出容量，就失去了追踪当前任务的能力。因为资源极为有限，在很多场合我们看起来就好像只有单一的注意力。

那**为什么**容量这么有限呢？一种解释认为，注意与工作记忆密切相关，也就是与我们在有意识地处理信息时用来储存的记忆能力有关。注意提供了有待处理的信息，因此当工作记忆已经"饱和"时，就算可以继续添加信息，维持注意也会变得非常困难。而我们知道，工作记忆（短期记忆）的容量是有限的。

注意资源对咱普通人来说通常是够用的，但关键要看情景。有很多关注人在开车时如何分配注意力的研究，因为此时注意力欠缺会造成严重的后果。在英国，开车时不允许手持手机，必须使用免提设备，保证双手握住方向盘。但是2013年来自犹他大学的一项研究指出，从实际影响来看，使用免提设备不比拿着手机好到哪里去，因为两者对于注意力的占用相差无几。

两只手都握住方向盘或许要比单手操作好一点，但该研究测算的整体反应速度、对环境的扫视、对重要线索的注意等指标，无论是否使用免提，全都下降到令人担忧的程度，因为所需注意力相当。司机的眼睛也许还看着路，但如果忽略所看到的，那么就等于什么也没看到。

更令人担忧的是，数据表明，不仅是手机，给收音机换台或是和乘客聊天也一样会分散司机的注意力。随着车上和手机上的新技术越来越多（从规定上来说，开车时查收电子邮件目前还不算违法），分散司机注意力的选项势必越来越多。

看到这里，或许有人要问，那还有谁能够开车超过十分钟而不以灾难性的事故告终？需要说明的是，我们刚才说的是容量有限的**有意**注意。正如先前探讨过的，大脑会适应一些经常做的事，将其交给程序记忆（在第2章中描述过）。人们常说可以"不假思索"地做某些事，用在此处相当准确。驾驶对于一名新手司机来说是非常紧张、艰巨的任务，但最终会变得越来越熟练，直至下意识来接管，于是有意注意就可以用到别处。但是，开车并不是可以完全不假思索的，我们需要有意识地把路上所有的人和障碍物考虑进去，因为它们时刻都在变化。

从神经系统上来论，注意由多个脑区维持，其中之一就是"惯犯"前额叶皮层，考虑到那是处理工作记忆的区域就比较容易理解了。受牵连的还有前扣带回，那是藏在颞叶深处并延伸进顶叶的一大块结构复杂的区域，大量感觉信息在此加工并与更高级的功能（比如意识）相连。

但注意的控制系统相当分散。这会造成什么后果呢？第一章中我们曾说过，脑中相对高级的意识部分和相对原始的"爬行脑"常常互相挡道。注意控制系统也类似，有意识处理和潜意识处理虽然组织得要好一点，但也有差不多的组合或者说冲突。

比方说，注意同时受到外源性和内源性线索的指向。通俗地解释就是，有自下而上和自上而下两套系统。再说得简单点，发生在头脑外或头脑里的事都会吸引人的注意力。这两方面在鸡尾酒会效应上都可以得到验证，我们把注意力集中到特定的声音上，也就是所谓的"选择性聆听"。提到你名字的声音一下子抓住了你的注意力，你还不知道怎么回事，但在意识到这点之前就已经不知不觉地转移了注意。可是一旦有所意识，你就把注意力投向了声音来源，进而把其他声音排除在外。外在的声音转移了你的注意，就是自下而上的注意过程；而想要听到更多，于是有意识地把注意力保持在那儿，就是发自意识的、内源的、自上而下的注意过程[①]。

不过，有关注意的研究大部分集中在视觉系统。我们可以把眼睛转向注意目标并予以瞄准，再加上大脑主要依赖视觉信息，视觉自然就成为研究目标，并且产生了大量关于注意力如何运作的研究结果。

位于额叶的额叶眼动区（frontal eye fields）接收来自视网膜的信息，并在此基础上产生视野"地图"，顶叶则提供空间信息作为支持和补充。当视野中出现感兴趣的事物时，这套系统会快速地把眼睛瞄准目标方向，以便看清。该过程被称为显性的注意定向，或者叫"目的取向"的注意，因为大脑此时有个目的："我想要看着它！"就好比你看到一块牌子上写着"特

---

① 人是如何"集中"听觉注意的具体机制还不清楚，毕竟人不能把耳朵转向感兴趣的声源。美国加州大学旧金山分校的爱德华·张（Edward Chang）和尼马·梅斯加兰迪（Nima Mesgarani）开展的研究或许提供了一种答案。他们观察了3位癫痫患者的听觉皮层，患者的相应脑区都植入了电极（为了记录和帮助定位癫痫发作时的电活动，不是为了好玩或者其他什么原因）。当要求被试者在同时听到两个或更多声音时把注意集中在其中某个特定的声音上时，只有那个声音会活化听觉皮层。大脑以某种方式抑制了混杂的信息，让注意力完全集中于要听的声音。也就是说，当有人一刻不停地叨叨他那些无聊的爱好时，我们的大脑确实会"听不进去"。——作者注

价优惠，免费培根"时，注意力立马转了过去，想要看清优惠是什么，从而达到领取培根的目的。这是大脑的意识驱动了注意，所以是自上而下的。与此同时还有另一套系统在运行，属于内隐的注意定向，是"自下而上"式的。这套系统意味着我们探测到了某些具有生物学重要性的东西（比如不远处有老虎的吼声，或是脚下踩着的树杈发出了断裂的声音），这时，在大脑的意识尚未明白发生了什么**之前**，注意力便已自动转移，因此说是自下而上的。"自下而上"系统和"自上而下"系统用的视觉输入是一样的，也都能用听觉输入，只是由不同的神经过程在不同脑区进行。

以现有的证据来看，支持度最高的模型是这样的：大脑探测到潜在的重要事项后，后顶叶皮层（在讲视觉加工时我们提到过）使有意注意系统脱离当前的工作 —— 就像家长想要孩子去倒垃圾时关掉了电视机；中脑的上丘则把注意系统移向有需求的区域 —— 就像家长把孩子拉到垃圾桶所在的厨房里；接着，丘脑核（丘脑的一部分）再次激活注意系统 —— 就像家长把垃圾袋往孩子手里一塞，然后把孩子推到门口，让他把那该死的东西扔出去！

上述系统可以否决有意识的、目的取向的、自上而下的系统。这也是一种生存本能，毕竟视野中出现的陌生轮廓很有可能是攻击者来犯，或者是非拉着你聊他的脚气的无聊同事。

引起我们注意的视觉细节并不一定呈现在视网膜中心的关键位置中央凹。典型的视觉注意涉及眼的移动，**但并非必须**。

你可能听过"周边视觉"的说法，就是看到了并未直接注视的东西。虽然不太清晰，可当你坐在桌子旁边玩电脑，眼角余光不期然地瞥到什么动静，从位置和大小来推断似乎是只蜘蛛时，你大概不想盯着它，万一那真是蜘蛛呢。于是你一边继续敲键盘，一边却警惕着那东西的动静，等着再次看到它（同时又希望别再看到它）。此时的注意焦点与眼睛看着的地方并没有直接的联系。和听觉皮层一样，大脑可以指定聚焦某一部分视野，而眼睛不是非得移动才行。听起来似乎自下而上过程占据主导地位，但远不止如此。检测到一个显著的刺激时，刺激取向在注意系统中占主导，但什么是"显著的"则往往取决于意识根据情景做出的判断。空中的一声巨响肯定可以算显著，但如果是跨年夜（或国庆节）晚上走在街上，没有爆炸声可能反而更"显著"，因为此时的大脑对烟花有所期待。

迈克尔·波斯纳（Michael Posner）是研究注意的领军人物之一，他设计了这样的测试：被试者要在屏幕上辨认目标，而屏幕上事先会给出一些线索，其中可能有，也可能没有对目标位置的提示。当几个线索同时出现时，哪怕只有两个，被试者往往也会纠结。人的注意力可以同时分配到两个不同的模式上（比如同时完成一项视觉测试和一项听力测试），可只要比基本的对错判断更复杂一点，注意力基本上就崩溃了。有的人可以同时进行两项任务，前提是其中之一是他们已经十分熟练的，比如专业打字员可以一边打字一边解数学题。或者拿前面举过的例子来说，经验丰富的老司机可以在开车的同时与人深入交谈。

注意的力量十分强大。有这样一个著名研究，参与实验的志愿者来自瑞典乌普萨拉大学（Uppsala University），他们看到屏幕上出现蛇和蜘蛛的图像后不到1/300秒，手心就出汗。通常，大脑处理一个视觉刺激需要半秒左右的时间才足以让我们有意识地做出识别，而实验被试者对蜘蛛和蛇的图片做出反应的时间还不到真正"看到"的1/10。我们从前文已经知道，无意识注意系统会对生死攸关的线索做出反应，而大脑又做好了认出一切具有潜在危险之物的准备，并且似乎演化出了惧怕自然界任何危险的倾向——比如我们八条腿的或没有腿的朋友。这项实验向人们清楚地展示了注意如何识别并迅速警告脑中负责做出反应的脑区，速度之快甚至连意识都还没反应过来："嗯？啥？"

在另一些情景中，我们的注意力却会错过一些重要并且非常显眼的东西。正如开车的例子，注意力被大量占用的结果就是我们会忽略十分重要的东西，比如行人（也许更重要的是没能忽略行人）。丹·西蒙斯（Dan Simons）和丹尼尔·列文（Daniel Levin）在1998年开展的研究提供了一个明显的例子：实验者拿着一份地图向随机选择的行人问路，当路人研究地图时，有人抬着一扇门从他们中间走过。说时迟那时快，就在被门挡住的片刻工夫里，实验者和另一个无论长相还是嗓音都完全不相像的人调了个个儿。结果，在至少半数实验中，钻研地图的行人尽管已经不是在和**几秒钟之前**才交谈过的人说话，却没有注意到**任何**变化。这个过程叫作"变化盲视"，即视觉场景哪怕只是被短暂地打断，处于变化盲视的人脑似乎就无法跟踪视觉场景中的重要变化。

在这项研究中，门无疑是最有意思的元素，因此该研究也被称为"门研究"。科学家们是不是也挺逗的？

注意的局限性可以引发，也的确造成了科学技术上的严重后果，平视显示器就是其中一例。在航空器、航天器中，通过平视显示器把仪表显示信息投射到屏幕或罩子上，取代座舱区域的读出。这对飞行员来说似乎是个好东西，可以让他们不用低头去看仪表盘，因而也就不必将视线从驾驶舱外面移开。各方面都更加安全了，对不对？

然而并不是。事实发现，只要平视显示器的数据稍微杂乱一点，飞行员的注意力就会超限。他们的目光会直接透过屏幕，对上面的显示**视而不见**，以至于一度出现有的飞行员把飞机降落到了另一架上面的情况（谢天谢地只是在模拟器上）。美国航空航天局（NASA）花了大量时间研究怎样才能最好地发挥平视显示器的作用，代价为数亿美元。

以上只是从几个方面说明了人类的注意系统严重受限。你或许想提出不同的看法，不过你这么做的话正说明你刚才没有注意我写了什么。好在我们已经证明了你不必为此羞愧。

第6章

人格：棘手的概念

复杂难懂的人格特征

人格，人皆有之。可什么是人格呢？粗略说来，就是一个人的癖好、信仰、思维及行为方式的综合。显然，这是某种"高层次"的功能，是精巧高等的精神活动，或许还是巨型大脑赋予人类独有的能力。但令人惊讶的是，有相当多的人认为人格根本不是来自大脑。

过去，人们曾笃信身心二元论，认为意识和肉体是分开的。不论你对脑有多少认识，它毕竟是肉体的一部分，是一个实质器官。二元论者主张，人的那些相对难以界定的、富有哲学意味的元素（信仰、态度、爱恨等）取决于其心灵，或者说"精神"以及其他任何诸如此类用来指称一个人非物质方面的词语。

后来，到了1848年9月13日，发生了一次意外的爆破事故，铁路工人菲利亚斯·盖吉（Phineas Gage）的头被一根一米长的铁棒刺穿。铁棒从他左眼下方刺入头骨，完全**穿透**左侧额叶，最后从头顶穿出，落在25米开外。铁棒的力道非常强劲，相比之下头骨就像纱布窗帘般轻易就能刺穿——当然了，比剪纸还是要强一些。

如果你以为这场事故要了盖吉的命也很正常，因为哪怕放到今天，"脑袋被粗大的铁棒戳穿"听起来也是必死无疑。更何况，事故发生在19世纪中期，那个年代不小心碰伤脚趾都有可能因为坏疽而丧命。然而盖吉没死，他竟然活了下来，并且还活了12年。

至于他为什么能够幸存，人们认为部分原因在于铁棒非常光滑、尖锐，穿透速度又极快，因此造成的伤口出乎意料的清晰和"干净"。铁棒几乎把盖吉左半球大脑的额叶损毁殆尽，但大脑本身具有惊人的补偿机制，另一半大脑立即接手顶替，负责提供正常功能。后来，盖吉成为心理学和神经科学领域的经典案例，因为很有可能正是所受的伤造成了他性格上的急剧转变。他从一个脾气温和、干活勤恳的人变成了个不负责任、脾气暴躁、满口脏话甚至精神错乱的家伙。盖吉的遭遇强有力地引发了人的性格产生于大脑运作的猜想，"身心二元论"因此受到冲击。

不过，关于盖吉的性格变化有各种大相径庭的报告。在生命的最后几年，他长期受雇担任公共马车的车夫。这是一份需要强烈责任心以及大量交流的工作，倘若他的性格真有过破坏性的改变，那么后来肯定也好转了。但那些戏剧性的说法一直流传，主要是因为当时的心理学家（那时候，这份职业由热爱自我吹捧的富裕白人男性占据主流，而现在……算了，不提了）抓住盖吉的案例借机推广他们有关大脑运作的理论，而假如他们提供的依据根本没在地位低下的铁路工人身上发生过，事情的真相又会是什么样呢？毕竟那是19世纪，没有脸书来让我们从盖吉本人身上找到真相。关于盖吉性格大变的那些极端描述大多在他死后才冒出来，因此他也就不可能予以驳斥了。

可是，就算真有人古道热肠地想要调查盖吉实际上经历了怎样的性格或智力变化，又该如何去做呢？智商测试还要再过半个世纪才问世，并且测出的也只是有可能受影响的一方面。盖吉的例子让我们对人格至少有了两点坚定的认识：人格是脑的产物；确实很难用客观、有效的方式测量人格。

斐瑞斯（E. Jerry Phares）[1]和查普林（William Chaplin）在他们2009年出版的《人格导论》（*Introduction to Personality*）一书中就"人格"提出了一个为绝大多数心理学家认同的定义：人格是一个人有别于其他人的特征性想法、感觉和行为的模式，并且具有跨时间和跨情境的一致性。

在下面几节中，我们要来看一些迷人的问题：用于测量人格的不同方法；是什么让人愤怒；为什么人们最终会被迫去做某些事；以及，放之四海皆准的良好人格代表——幽默感。

---

[1] 斐瑞斯，任职于美国堪萨斯州立大学，也是《临床心理学：概念、方法和职业》的合著者。——译者注

完全没有个性

（人格测试的可疑运用）

我三岁时，妹妹凯蒂出生，那时我自己的小脑瓜也还嫩得很。我俩同父同母，在同一个地方共同成长。那是20世纪90年代，在威尔士一个山谷里的偏僻小村庄。总的来说，我俩的生长环境以及DNA都十分相似。

说到这里，你大概觉得我和我妹的性格也会非常相似。事实却恰恰相反。我妹妹，说得委婉些，是一个异常亢奋的难缠角色；而我呢，从小就乖得不得了，以至于别人要戳我一下才能确定我是不是醒着。现在我俩都已长大成人，但还是截然不同。我成了一名神经科学家，她则是专门做纸杯蛋糕的烘焙师。听起来好像我在秀优越感，其实真的没有。随便问谁好了，你更愿意聊一聊关于大脑的科学研究还是纸杯蛋糕？看出哪个更受欢迎了吧。

我说这段逸事是想告诉大家，即使两个在出身、环境和遗传上都十分相似的人，仍可能有迥然相异的个性。更何况从总人口中找出的两个完全陌生的人，谁有把握来预测和衡量他们的个性？

以指纹为例。指纹从本质上说就是我们手指、脚趾末端的皮肤纹路。说起来简单，可几乎全世界每个人都有着独一无二的指纹。如果说小小几片皮肤的表面纹路就可以提供足够多的变化，令人拥有可以区别于他人的特征，那么世界上最复杂的东西——人脑，依靠其数不胜数的细微神经连接和复杂特性所产生的结果会创造出多少可能的变化呢？试图利用简单的笔试来确定一个人的人格特质，那纯粹是徒劳，无异于想用一把塑料铲雕刻出总统山。

然而，目前的理论均主张，人格中存在可预测、可识别的成分，即可以通过分析鉴定出来的"特质"。就像无数指纹都可以归于三种基本图案（弓型、箕型和斗型），多样化的人类DNA也只是由四种核苷酸（鸟嘌呤、腺嘌呤、胸腺嘧啶、胞嘧啶）的不同排列产生，许多科学家都认为人格也可以看作是某些全人类共有的特质进行了特殊的组合和表达。就像吉拉德（J. P. Gillard）在1959年所说的：一个人的人格，就是他的各种特质的独有模式。注意他的用词"他的"。那是在50年代，显然女性要到70年代中期才被允许具有人格呢。

不过，那些特质又是什么呢？它们如何组合成一个人的人格呢？目前最主流的当数"大五"人格特质，主张人格由五方面特质组成，类似于不同的颜色可以由红、蓝、黄三色组合而成。这些人格特质往往在不同的情境中保持一致，因而可以用来预测一个人的态度和行为。

该理论认为，每个人的人格都会落在大五人格特质各维度的两极之间：

开放性（Openness）反映了你对新体验的开放程度。假如受邀参观一个腐烂猪肉雕刻展，处于开放性两极的人也许一个会说："好啊，必须去啊！我还从来没见过用变质肉做的艺术品呢，肯定有意思！"而另一个会说："不，那不在镇上我常去的地方，所以我没兴趣。"

责任感（conscientiousness）反映的是一个人在计划、组织和自我规范方面的倾向。极具责任感的那类人大概会在答应参观腐肉展之前规划好最佳公交路线、万一遇到交通堵塞时的后备方案，并事先去打一针破伤风加强剂。而毫无责任感的一类大概会答应十分钟后在那儿碰头，然后也不请假就翘班跑了过去，并且选择凭直觉找到展览地点。

外向性（extroverts）是主动的、活泼的、寻求关注的，而内向性（introverts）是安静的、内敛的、偏爱独处的。受邀参观烂猪肉展时，极端外向的人不仅乐于参加，还会带上自己匆匆忙忙完成的作品来显摆，并把展品——拍照发到朋友圈；而极端内向者因为从不和别人多聊所以根本没收到邀请。

宜人性（agreeableness）反映个人行为和态度多大程度上受社交和谐需求的影响。十分宜人的人只要邀请者不介意（因为他们不想给人添麻烦）肯定会答应参加腐肉雕刻展；而完全缺乏宜人性的人恐怕打从一开始就不会收到任何人的邀请。

神经质（neurotic）的人在受邀去腐烂猪肉雕刻展时会谢绝并详细说明理由。参见伍迪·艾伦。

撇开虚构的艺术展，以上便是组成大五人格的各种特质。有大量证据表明它们相当稳定，比如一个宜人性得分高的人在各种情境中均一致地表现出宜人倾向。还有一些数据把某些人格特质与特定的脑活动、脑区关联起来。人格研究领域鼎鼎大名的汉斯·艾森克（Hans J. Eysenck）称，内向者的大脑皮质觉醒程度（大脑皮质内的刺激和活动）高于外向者。一种解释认为，内向者不需要太多刺激。相比之下，外向者想要更频繁地被激发出兴奋状态，并围绕这一点发展出相应的人格。

近期一些扫描成像研究，例如瀧靖之（Yasuyuki Taki）等人的工作显示，神经质程度高的人，其背内侧前额叶、左半球内侧颞叶（包括海马后部）等脑区面积低于平均值，而扣带回中部较大。这些脑区常被认为与制定决策、学习和记忆有关，可见神经质的人比较难以控制或难以抑制多疑的猜测，并且不太能意识到这些猜测并不可靠。另外，外向者的眶额皮层（orbitofrontal cortex）表现出活跃度增加，该区域与决策制定相关，或许也有可能是决策制定区域的活跃度提升，导致外向者不得不表现活跃，更频繁地做出决定，从而产生行为较为外向的结果？

还有证据表明，人格受遗传因素的影响。根据1996年郑文宇（Kerry L. Jang）、利维斯利（Livesley）和弗农（Vernon）等人发表的一项研究，对近300对双胞胎（包括同卵双胞胎和异卵双胞胎）的分析数据表明，大五人格特质的遗传率在40%～60%。

上面几段可以总结为以下几点：存在人格特质，具体说来可以概括为五种，该理论获得了大量证据支持，并且似乎存在一些相关的脑区和基因。那么，还有什么问题呢？

　　首先，很多人认为大五人格特质并不能真实全面地反映人格的复杂程度。它给出了一个不错的总体范围，但幽默感被放在了哪里？对宗教或是迷信的倾向程度呢？还有脾气呢？批评者认为，大五人格更多表明了"向外的"人格，即它所描述的特质全是由他人观察到的，可大部分人格是内在的（幽默、信仰、偏见等），它们大多数时候占据着我们的头脑且不一定表现在行为上。

　　我们已经看到，有证据表明人格类型可以反映在脑的构成上，也就是说具有生物学基础。可是，脑是灵活多变的，会根据经历相应地发生改变。因此，我们看到的脑的构成很可能是人格类型的结果，而非原因。极度神经质或外向的状态意味着会经历一些与众不同的体验，而这些体验反过来会体现在脑的结构组成上。不过，这是假定数据本身百分百确凿的情况，实际上未必如此。

　　此外还有大五理论形成方式带来的问题。它是基于对数十年来人格研究得到的数据进行因素分析（在第4章讨论过）的结果。不同研究人员采用种种不同的分析方法重复发现了这五种特质，但又能说明什么呢？毕竟因素分析只能考察已有的数据。这里采用的因素分析就如同为了采集雨水而在全镇不同地方放上几个大水桶。假如有一个水桶总是比其他水桶先装满，你可以说其所在地的雨量比其他地方大。知道这一点固然不错，但这一现象却没有告诉我们**为什么**，以及雨是如何形成的，还有其他哪些重要方面在起作用等。大五人格告诉了我们一些有用的信息，但那只是理解人格的开端，并非结论。

　　这里之所以聚焦于大五人格，是因为它的应用最为广泛，但绝不是唯一的方法。20世纪50年代，弗里德曼和罗斯曼[①]提出了A型人格和B型人格的分类，其中A型人格好胜心强、追求成就、急躁易怒且雄心勃勃，而B型人格则恰好相反。如果把这两种人格类型联系到职场，那么A型人格的人常因为他们的性格特点而升到管理岗位或高级别职位。但另有研究发现，A型人格患上心肌梗死或其他心血管问题的概率是B型人格的2倍。拥有一种会要命的人格可不是什么值得鼓励的事情。但后续又有一些研究指出，易患心脏病的倾向是其他因素造成的，比如吸烟，饮食习惯差，每8分钟怒吼下属的个性，诸如此类。后来人们发现把人格分为A型和B型的方法过于笼统，有必要采用更细致的分类，因此关注特质中更多的细节。

　　各种特质理论采用的实际数据大多基于语言分析。例如19世纪的弗朗西斯·高尔顿爵士（Sir Francis Galton）和20世纪50年代的雷蒙德·卡特尔（液态智力和晶态智力背后的男人）考察的是英语，评估了其中反映人格特质的词汇，如"紧张（nervous）""焦虑（anxious）"和"多疑（paranoid）"等可以用来描述神经质，而"乐于交际（sociable）""友好（friendly）""给予帮助的（supportive）"等则用于描述宜人性。理论上讲，可供描述的人格特质有多少，此类词语的数量

[①]　迈耶·弗里德曼（Meyer Friedman）和瑞·罗斯曼（Ray Roseman）均为美国心脏病学家。——译者注

就有多少，也就是所谓的"字汇假说（Lexical Hypothesis）"。所有描述性词汇经过整理和分析，从中归纳出特定的人格特质，同时为后续理论的形成提供大量数据。

然而这种方法也会带来问题。首先它依赖于语言，但语言随文化而变化，并且还是不断地变化。另一些持怀疑态度更甚的人则提出，特质理论之类的方法局限性太大，不能真正地反映人格，因为没有谁会在所有情景中都表现得一样，外界环境很重要。比如外向型的人可能是活泼的、容易兴奋的，但他们在葬礼或是重要的商务会谈中不会表现出同样的行为方式（除非有什么深层次的问题），也就是说人们会根据场合做出不同的应对。这种理论被称为情境主义（situationism）。

尽管存在诸多科学上的争论，但并不妨碍人格测试的普及。

花几分钟做个测试，然后就能知道自己符合哪种类型其实挺好玩儿的。我们觉得自己是某种类型的人格，再由测试结果来证实我们猜测的正确性。有些是免费的在线测试，出现在某个简单搭建的网页上面，还每隔6秒钟就弹出一个框来要求你注册个在线赌场之类的。经典的罗夏测试（Rorschach test）就是让你盯着一团没有明确含义的图形，然后说出自己看到了什么，比如"破茧而出的蝴蝶"啦，或是"问了我一大堆问题的那个心理治疗师被打爆的头"啦。这种方法也许可以透露出人格中的某些方面，但却无法进行验证。一千个非常相似的人看同一张图可以给出一千种不同的答案。严格说来，倒也正好确切地表明了人格的复杂多样，但从科学的角度来讲无甚用处。

人格测试也不是完全没有意义，它最令人担忧也是最广泛的应用是在商业上。你们或许听说过MBTI（全称是迈尔斯－布里格斯类型指标），这是世界上用得最多的人格测试工具之一，价值数百万美元。可问题在于，MBTI测试并没有得到科学界的支持和证明。它看似严谨，听似有理（也使用特质量表，其中外向－内向最为人熟知），可它的基础是热心的业余爱好者根据单一信源拼凑起来的，几十年前没有经过检验的假设。虽然如此，从某个时候起，它被那类希望以最有效的方式管理员工的商业公司看上并加以利用，继而在全球范围内流行起来。如今，MBTI有数十万死忠粉。不过话说回来，星座不也一样嘛。

有人把MBTI的流行归结于比较直接、容易理解，能帮公司把雇员归入合适的类别，有助于预测雇员的行为并采取相应的管理。你雇用了一个内向者吗？那就把她安排到一个独自工作的岗位，别去干扰她。与此同时，找些外向者，让他们负责公关和招聘，他们喜欢做这类事。

尽管理论上没有问题，但实际应用却不可能奏效，因为人类从来不那么简单。很多企业把MBTI纳入其雇佣政策，而该系统的前提是应聘者百分百诚实并且对测试目的一无所知。假如你去应聘一个职位，他们给你做一套测试，题目问："你乐于与他人共事吗？"你不可能回答"不，其他人都是猪队友，都该弄死"，哪怕你确实是这么想的。大多数人的智力足以在这种测试中安全过关，因此其结果并无意义。

有很多不懂科学却又不知道有什么更好方法的人，在大肆宣传和炒作下，把MBTI奉为不容置疑的黄金标准。什么情况下MBTI才会绝对可靠？只有在每一个完成了MBTI测试的人都积极按照人格诊断行事的前提下。然而人们并不会那么做。虽说如果雇员们符合简单有限的几种类型确实可以让管理者更加省力，但这并不意味着现实中就是那样。

总而言之，如果我们的人格没有从中作梗，人格测试就会更有用啦。

发火吧

（人为什么会愤怒，以及愤怒有什么好处）

布鲁斯·班纳有句著名的台词："别惹我发怒。你不会喜欢我发怒的样子。"发怒的班纳会变成绿巨人浩克——这个闻名世界的漫画角色受到无数人的喜爱。可见台词说得不对啊！

但话说回来，谁又会**喜欢**别人生气的样子呢？诚然，有些人路见不平时会爆发"正义之怒"，而支持者会为他们喝彩加油。但一般情况下，愤怒被视作负能量，主要原因在于它会引发不理性的行为，带来混乱甚至暴力。既然愤怒如此具有破坏性，为什么人脑在遇到哪怕是看起来最无足轻重的小事时也会积极地制造愤怒呢？

愤怒究竟是什么？它是一种情绪上和生理上的唤起状态，

通常出现在某种界限遭到侵犯时。走在路上被人撞了？那是身体界限被侵犯。有人借了你的钱却不肯还？那是资产界限被侵犯。有人表达了让你感到极度无礼的观点？那是精神界限被侵犯。假如有人很明显是故意侵犯，就属于挑衅，唤起的程度更甚，产生的愤怒更强烈。其中的差别就好比是不小心打翻了某人的饮料，还是故意把饮料泼到对方脸上。后者不仅侵犯到个人界限，并且是故意为之的损人利己。大脑对发帖恶意挑衅的反应可比互联网出现得早多了。

演化心理学家提出的愤怒校正理论（recalibration theory）认为，愤怒是为了应对类似的上述场景而演化出来的一种自卫机制。愤怒让人在潜意识里对可能吃亏的情况迅速做出反应，有助于取得均衡、确保自身不受损害。设想有一个灵长类祖先，正凭借他那刚发育的大脑皮质精心制作一把石斧。打造新兴"工具"费力又费时，不过物有所值。接着，石斧刚做完就有人过来把它占为己有。默默坐着思考财产与道德的本质可能会让这个灵长类看起来比较智慧，然而用猿人般的老拳愤怒地挥击在小偷的下巴上却可以让他保住工具，尊严再次被践踏的可能性也大大降低，从而地位和交配的机会都得以提高。

不管实际怎样，至少理论上如此。演化心理学似乎习惯于这么来简化事情，所以常常也会把人激怒。

从严格的神经生物学角度来讲，愤怒往往是对危险做出的反应，而"威胁检测系统"与愤怒大有关系。杏仁核、海马、导水管周围灰质以及中脑的各个部分负责了大部分感觉信息的基础加工，组成了人的威胁检测系统，起着触发愤怒的作用。然而，正如我们先前所说，人脑在现代社会依然使用原始的威胁检测系统来导航，把同事老是学你的丑态而害你被大伙儿笑话看作是一种"威胁"。尽管没有受到任何实质性伤害，但你的尊严和社会地位受到了威胁。结果，你发怒了。

一些利用脑部扫描成像的研究，比如澳大利亚的查尔斯·卡弗尔（Eddie Harmon-Jones）和艾迪·哈尔蒙–琼斯（Eddie Harmon-Jones）等人开展的工作，显示出被激怒的受试者在其眶额皮层有活动增强的现象，而该脑区常与情绪控制、目标导向的行为有关。也就是说，当大脑希望什么事发生时，它常会借由情绪来引发或鼓励相应的行为促使此事发生。拿愤怒来说，你的大脑感知到有事发生，并确定这事儿不太开心，为了以满意的方式有效地应对此事，大脑做出的反应就是产生了相应的情绪（愤怒）。

这样一来问题就更有趣了。愤怒被看作是消极的、负面的、不理性甚至有害的。结果，愤怒有时却是有用的、有益的。各种各样的焦虑和危险引起压力/应激，而应激是个大麻烦，原因主要在于它会引起皮质醇的分泌，产生令人不适的生理变化，对健康不利。不过，也有很多研究，例如德国奥斯纳布吕克大学（Universität Osnabrück）的米格尔·卡曾（Miguel Kazén）等人所做的工作发现，愤怒的感觉会**降低**皮质醇水平，从而减少应激可能造成的伤害。

对此存在一种解释，研究显示[1]，愤怒时大脑左半球、中间的前扣带回和额叶皮层活动增强。这些脑区与动机的产生和行为反应有关。大脑左右两个半球都会产生动机和应答，但各司其职：右半球对不愉快的事情产生负面的、逃避的、退缩的反应；而左半球则产生积极的、主动的、靠近的行为。

简单说来，当威胁或难题呈现在这一动机系统面前时，右半边说着"不要，危险，往后退，别把事情搞得更糟！"，让你退缩或逃避；左半边则说"不，我还没体验过，让我来对付"，然后撸起袖子埋头苦干。就像我们常用的比喻，头脑里真的有一个魔鬼和一个天使。

人格较为自信、外向的人可能左半边占主导，而神经质或内向型的则也许是右半边。但右半边施加的影响不会对显现的威胁造成任何改变，因此威胁依然存在，使人焦虑，造成压力。从现有数据来看，愤怒会增强大脑左半球系统的活动，就像把犹豫不决的人从跳水板上猛推下去那样，可以促使一个人采取行动。同时，由于皮质醇降低了，使人"僵住"的焦虑反应也因此缓和。最终，造成应激的事情得到处理，皮质醇水平

---

[1]　顺带一提，在有关愤怒的研究报告中会提到"向被试者呈现为了提高愤怒程度而设计的刺激"，但很多情况下，这句话意味着他们基本上就是在侮辱志愿者。可以理解为什么他们不愿意做更直白的说明，毕竟心理学实验依赖于志愿者的参与，如果人们发现参与意味着被捆在扫描仪上听科学家使用多姿多彩的比喻骂你妈有多肥，那大概就都不会来了。——作者注

随之继续降低。[1]类似地，研究还显示，愤怒会让人以更乐观的方式思考，不是去害怕可能出现的最坏情况，而是鼓励人们去设想各种需要应对的情形（哪怕想错了），从而把各种威胁减小到最低程度。

研究还表明，明显的愤怒在谈判中很有用，即使双方都怒气冲冲的，却能说明达到目标的动机更强，对结果更乐观，也隐含着说话更诚实的意味。

这些结果都质疑了应当克制怒火的想法，反而建议我们为了释放压力、达成目标而把愤怒发泄出来。

不过，和其他问题一样，愤怒也没那么简单。毕竟，它来自大脑。我们想出了很多压抑怒火的方法，考虑到愤怒的反应非常迅猛，像"数到十"或"做几次深呼吸再回答"等经典的策略确实很有道理。

人愤怒时，高度活跃的眶额皮层参与了情绪和行为的管理。更确切地说，这部分会调节和过滤情绪对行为的影响，压抑或拦截那些更强烈和/或更原始的冲动。当我们极有可能在强烈情绪的驱使下做出危险举动时，眶额叶皮层像某种应急措施一样介入进来。就像龙头漏水的浴缸上有个防溢水出口，虽

---

[1]　同样的研究也指出，愤怒会妨碍人在完成复杂认知任务时的表现，说明了为什么愤怒让人无法"好好思考"。虽然没什么帮助，但也是整套系统里难以避免的。遇到危险时，有时我们可以冷静地从方方面面评估，确定总体来说应对的风险过大，最好绕开。可愤怒却会阻碍理性的思考，扰乱精确的分析，迫使人上前挥舞老拳。——作者注

然解决不了根本问题，但可以阻止事情进一步恶化。

强烈的愤怒并不总是表现为即刻的内心感受。有些恼火的事情会让人接连几小时、几天甚至几星期心绪难平。最初引起愤怒的威胁检测系统涉及海马和杏仁核，而这两个脑区我们都知道与形成情绪丰富的生动记忆有关，因此使人动怒的情景会保留在记忆中，让我们反复回想，或者用更正规的术语来说，就是让我们不断"反刍"。参与实验的被试者在咀嚼当初让他们发怒的事情时，其内侧前额叶皮层显示出活动增强，而这个脑区也与制定决策、计划以及复杂的思维活动有关。

因此，生活中常出现怒火迟迟难消，甚至愈积愈盛的现象，尤其是在未能对令人恼火的小事做出反应时。愤怒会让大脑想要处理恶化的事态，可如果遇到的是一台不给你找零的自动贩卖机呢？或是在高速公路上遇到有人野蛮超车呢？再或是老板在离下班还有4分钟时跟你说要加班呢？这些都让人生气，但又无可奈何，除非你愿意搞破坏、撞车、被炒鱿鱼。偏偏所有事情还可能都发生在同一天内。于是好几件恼火的事同时挤在脑中挥之不去，而大脑又没有行之有效的处理方法。行为反应系统中左边那部分催着人赶紧采取些行动，可又有什么能做的呢？

此时，一名服务员偏偏还不小心错把你点的拿铁做成了美式，于是你终于忍无可忍，对着倒霉的服务员火力全开，把他痛骂一顿。这就是心理上的"转移"。大脑积累了愤怒，但却没有出口，为了释放压力，在遇到第一个有望发泄的目标时就把愤怒转移了方向。而那个无意间打开了怒气闸门的人可就不好受了。

当你愤怒又不想把怒气流露出来时,灵活多变的大脑还有办法发动不那么狂暴的攻击。你可以采取"被动攻击",以别人无法反对的行为给其生活造成痛苦。比如你平时说话相当和蔼,但现在对他不理不睬或是不冷不热,或邀请你们共同的朋友参加社交活动但就是不叫他等。这些行为都没有明确的敌意,但却能造成一种不确定性。对方会不开心或不舒服,又不能肯定你是在冲他发火。人类的大脑不喜欢模糊和不确定,会为此感到痛苦。于是,尽管没有社会准则上的暴力或者侵犯,对方还是遭到了报复。

被动攻击法之所以奏效,是因为人类非常擅长识别他人有没有在生气。一颗正常的大脑会从肢体语言、表情、音调、举着生锈的大砍刀一边叫一边追的动作等各种细微的线索推断出愤怒的情绪。这种能力很重要,我们不喜欢别人发怒,因为那意味着一种潜在的威胁或是伤害性举动。当然看到别人发怒也说明对方已经受到了某种侵犯。

另一点务必记住的是,感到愤怒和对愤怒的回应不是一码事。愤怒的感觉可以说每个人都一样,但对愤怒做出何等反应则因人而异,这也是人格类型的指标之一。受到别人威胁时的情绪反应是愤怒;采取某种行动对相关责任人造成伤害则是攻击(aggresssion);为了达到满意的结果,思考如何对某人造成伤害,就是敌意(hostility),是攻击中的认知成分。抓到邻居往你的车上刷脏字时，你感受到的是愤怒；想着"我非得教训那家伙不可"时，就是敌意；最终往邻居家窗户丢了一块板砖作为报复，那就是攻击[1]。

那么，我们到底要不要让自己发火动怒呢？我不是在建议你一被同事惹毛就找他们吵架或是把他们塞进办公室的碎纸机，只是想让大家明白，愤怒并不总是坏事。关键要适度。怒气冲冲的人往往比礼貌提出要求的人更容易得到优先照顾。于是，你会发现有的人在意识到发火有好处后就经常用此伎俩。久而久之，大脑把不断发火与奖赏联系起来，越发鼓励这种行为。结果你就会见到有的人为了达到自己的目的而碰到一点点小麻烦就发火，然后这种人就成了明星主厨什么的。至于是好是坏，看你怎么想吧。

相信自己，你什么都做得到……只要是合理的

（不同人寻找并运用动机的差别有多大）

"过程越艰难，终点越美好。"

"努力之于一个人，正如地基之于一栋楼。"

---

[1] 攻击也可以在并不愤怒的情况下发生。像橄榄球、足球等身体接触的体育项目中常有攻击行为，但并不需要愤怒。促发攻击的动机只是打倒对方的求胜欲。——作者注

这年头，无论走进健身房、咖啡馆还是单位食堂，没有不被这类无聊励志格言包围的。前面关于愤怒的一节探讨了情绪如何通过复杂的大脑通路调动一个人以特殊的方式回应威胁，而我们在这里要谈一谈更长期、积极的调动——动机。相比于被动的回应，动机更像是主动的"欲望"。

什么是动机？我们知道自己什么时候缺乏动机——各种安排因为拖延而泡汤的时候。拖延，就是做不该做的事情的动机（我当然知道，要想写完本书我不得不把无线网络关掉）。从广义上，动机可以说是一个人为完成项目、实现目标或取得结果而保持兴趣、不断工作所需的"能量"。有关动机的一种早期理论来自西格蒙德·弗洛伊德（Sigmund Freud）。弗洛伊德的享乐原则（hedonic principle），有时候也被称为"愉悦原则"，主张活着的生物都要寻找、追求能带来愉悦的东西，避免引起痛苦和不适的东西。我们对此很难否认，因为有关动物学习的实验确实向我们展示了这一点。把一只老鼠放入盒子，然后给它一个按钮。纯粹出于好奇，老鼠去按了那个按钮。假如按完按钮就有可口的食物出现，老鼠很快就会频繁地去按压，因为它把按压动作与食物奖励联系起来。要说它突然充满十足的动机去按压按钮倒也没错。

这种经多次实验验证的过程叫"操作性条件反射"，即某种奖赏会增加或减少与之相关联的特定行为的现象。同样的现象在人类身上也会出现。假如孩子把自己的房间打扫干净就会得到一个新玩具，那么他们很有可能愿意再次打扫。这对于成年人同样有效，只需要变一变奖赏的内容。最后，打扫房间之类的烦心事就与积极的结果建立起新联系，执行起来就有了动机。

弗洛伊德的享乐原则看似得到了支持。不过，人类与其烦人的大脑什么时候这么简单过？日常生活中有无数例子可以证明，比起单纯的寻求愉悦或避免不快，还有更丰富的动机。毕竟，人们一直在做的很多事并不能提供立竿见影或显而易见的愉悦。

就拿去健身房来说吧，剧烈运动固然可以产生欣快感或舒适感，但并不是每次都会发生，再说要达到那个程度还会让人精疲力竭，可见健身并不一定让人得到明显的肉体上的愉悦（去健身房就像打一个大喷嚏那么舒服的感觉我还没体验过）。可人们不还是照样去健身房？无论动机是什么，显然不止获得即刻的身体愉悦那么简单。

还有一些例子。比如有的人经常做慈善，把自己的钱捐给素昧平生者；有的人抱着微弱的升职希望不停地拍难以取悦的老板马屁；有的人为了学习锲而不舍地阅读一些难啃的书。这些都不会立刻带来愉悦，有时甚至还让人感觉痛苦，如果按照弗洛伊德的说法应该避开才是。实际却恰恰相反。

　　以上例子说明弗洛伊德把问题想得过于简单了①，我们需要一个更复杂的解释。比如，可以用"需求"来替代"即刻的愉悦"。1943年，亚伯拉罕·马斯洛（Abraham Maslow）提出了"需求层次"，主张有几类事物是所有人类正常生存所必需的，因此产生了获取它们的动机。

　　马斯洛的需求层次常以金字塔形表示。最底下的一级是生理需求，比如食物、水、空气（少了空气的人无疑会产生强烈的驱动力寻找空气）。接着是安全需求，包括庇护所、个人安全、财产安全，使身体免受伤害的保护等。然后是"归属感"，人作为社会生物需要得到他人的认同、支持和喜爱（或至少是交流）。监狱中把单独监禁视为一种严重的惩罚，其原因就在于此。

　　再往上是"尊重需求"，不仅要被认可或喜爱，还要真正被他人尊重以及自尊。人们重视和遵守道德，并希望为此受到他人尊重，能实现这一目标的行为表现就成了动机来源。最后还有"自我实现"的需求，指的是发挥出个人潜能的渴望（动机）。比如你觉得自己可以成为世界上最好的画家？那么

----

① 弗洛伊德的影响力还是很大，甚至过了一个世纪仍有很多人追随他的理论。这或许看起来挺奇怪的。的确，他在整个精神分析领域做了开创性的工作，理应因此受到赞美，但这并不等于他最初的理论就一定是正确的。心理学和精神病学都有模糊、不确定的因素，很难给出证伪性的定论，因此弗洛伊德至今仍具有一定的影响力。他是该领域的始创者，但就像莱特兄弟发明了飞机并因此永远被人铭记一样，我们现在并不会把他们设计的飞机用于飞往南非的长途航班。时代进步了，仅此而已。——作者注

实现它便是你的动机。由于艺术是主观的，严格来说你也许已经是世界上最好的画家了。如果是这样，干得漂亮。

　　需求层次理论认为，人会被动机驱使着去满足第一层需求，接着是第二层、第三层……继而想要满足所有需求和欲望并成为尽可能优秀的人。这确实是个不错的理论，可大脑并没那么井井有条。很多人并不遵循马斯洛的层次，有的人愿意拿出自己的最后一分钱帮助有需求的陌生人，或是不惜牺牲自己也要拯救处境危险的动物（除非那是只胡蜂），尽管动物并不会因为你的英雄主义而表示出尊重或是给予你奖励（胡蜂更是不会，还大有可能蜇你，并且好笑）。

　　性也是其中一例，作为一种强烈的动机，相关证据随处可见。马斯洛把性放在需求层次的最底层，认为这是一种原始的、强大的生理欲望。可就算没有性，人也完全可以活下去。无性生活或许令人不爽，但完全忍受得了呀。再说，人为什么需要性？是寻求快乐和/或繁殖的原始冲动，还是想要与某个人亲近、亲密的欲望？也许是因为他人把性能力看作一种值得尊重的成就？总之，性存在于各个层次。

　　有关人脑工作方式的近期研究提供了另一种理解动机的途径。很多科学家把外在动机和内在动机区分开来，也就是说，我们的动力究竟来自外界因素还是内在因素呢？外在动机来自他人。有人付钱请你帮他们搬家，虽然你并不想去，因为很无聊，而且要搬的东西很重，但看在有经济报酬的份上你还是去了，这属于外在动机。情况还可能更微妙一些，比如大家都开始戴"流行的"黄色牛仔帽，你想赶时髦，也去买了一顶戴在头上。可能你并不喜欢黄色牛仔帽，觉得这帽子好傻，但别人说它是当前的潮流，于是你也要来一顶。这也是外在动机。

内在动机是我们被自己的决定或欲望驱使着而想要去做什么。一个人基于自己的经历和学识，认为帮助病人是高尚的、有益的，由此产生了学医并成为医生的动机。这就是内在动机。而如果学医的动力是因为人们付给医生很多钱，那就更多以外在动机为主。

内在动机和外在动机之间以及两者内部均存在着巧妙的平衡。1988年，美国心理学家德西（Deci）和瑞安（Ryan）提出自我决定理论（self-determination theory），描述了不存在任何外在影响、纯粹出于自身的内在动机。该理论主张，人有满足三大需求的动机，分别是自主性（autonomy，即对事物的掌控）、胜任力（competency，即擅长于某些事）和归属感（relatedness，即因为所做的事而受到认可）。这些都能说明为什么一个事无巨细样样要管的领导那么讨厌，因为一个时时盯牢你、在最简单的事情上也要指手画脚的人剥夺了你对事情的掌控，削弱了你足以胜任的信念，并且鉴于他们大多看起来挺反社会，你也不太可能产生与他们是同类人的感觉（如果你落到了这种人手里的话）。

1973年，莱泊尔（Lepper）、格林（Greene）和尼斯比特（Nisbet）提出了"过度理由效应（overjustification effect）"。研究人员向几组儿童提供彩笔等美术工具，并告诉其中一部分儿童使用提供的工具会得到奖励，而另一些儿童则没有奖励，可以自由决定要不要使用。一周后，没有奖励的那些孩子反而更想要再次使用美术工具。把创造性活动看作满足自己的开心事的人所感受到的动机，要强于那些为了获取他人奖励的人。

看起来，相比于他人提供的正面结果，与自身行动相关联的正面结果更有分量。谁知道下次还会不会得到别人的奖励呢？于是动机就减弱了。

结论显而易见，奖励实际上会**降低**完成任务的动机，相反，给人更多掌握感或自主性则能增强动机。这个结论被商界（以极大的热情）拿去使用，主要是因为如此一来就有科学依据说付给雇员更多钱不如给他们提供更大的自主性和更多责任。有些研究者对此表示赞同，但也有很多数据并不支持该观点。假如付工钱会削弱动机，那么一年拿好几百万的高管层一定啥也没干。只是谁也不会说出来，即便富豪们缺乏做任何事的动机，他们也可以请有动机的律师来做。

大脑的自我倾向可能也是动机的一个因素。1987年，爱德华·希金斯（Edward Tory Higgins）提出自我差距理论（self-discrepancy theory），主张大脑有一系列"自我"。其中，"理想自我"是**想要**成为的自我，源于一个人的目标、偏见和优先项。比如你本是一个来自因弗尼斯①的矮墩墩的程序员，但理想自我可能是生活在加勒比海小岛上古铜色皮肤的排球运

① 因弗尼斯（Inverness），苏格兰最北方的城市。——译者注

动员。后者是你的终极目标，是你想要成为的人。

　　还有"应该自我"，指的是为了达到**理想自我**而感觉自己**理应**如何表现。"应该自我"不吃垃圾食品、不浪费钱、练习排球，还关注巴巴多斯的房地产价格①。两个自我都提供动机，理想自我提供积极的动机，激励人采取行动离理想更近一点；应该自我提供负面的回避动机，让人避免去做远离理想的事——你想点份比萨当晚餐？那可不是你**应该**做的，继续吃青菜吧。

　　人格与动机也有关系，一个人的控制源（locus of control，也叫内外控倾向）在其中起了关键作用。控制源指的是人们感觉事件在多大程度上受自己掌控。一个自我中心型的人会觉得整个地球都绕着他转，为什么不呢？也有的人非常被动，总是感觉自己受周围环境的左右。控制源与文化有一定关系，西方资本主义社会成长起来的人从小被灌输能得到所有想要的东西，因而他们会感觉自己对生活有较强的控制；而生活在极权社会中的人恐怕就会有不同的感受了。

　　被动受害者的感觉是很有坏处的，会迫使大脑处于习得性无助的状态。人们感到自己无法改变处境，因而缺乏尝试改变的动机。结果，人就不再去尝试，但什么也不做只会让事情变得更糟。于是人的积极性和动机继续降低，由此造成恶性循环，最终陷入无能为力的困境，因悲观而麻痹，动机荡然无

---

① 巴巴多斯（Barbados），位于加勒比海与大西洋边界上的岛国。——译者注

存。经历过失恋痛苦的人恐怕对此深有体会。

动机究竟产生于脑中哪个位置？目前还不清楚。可能涉及中脑的奖赏通路；考虑到动机牵涉到情绪，因此还与杏仁核有关；由于很多动机基于计划和对奖赏的期待，那么与额叶皮层和其他执行区域的联系也是有的。还有人提出，存在两个独立的动机系统，比较高级的认知型为我们提供生活目标和雄心壮志，而比较基础的反应型则发出类似"可怕，快跑！"或"看！蛋糕！吃了它！"的指示。

不过，大脑还有些其他怪癖会产生动机。20世纪20年代，俄罗斯心理学家布尔玛·蔡格尼克（Bluma Zeigarnik）在餐厅里注意到，服务生似乎只在客人点的菜还没上齐之前能够记住点单，一旦上齐，相关记忆好像就忘光了。后来她在实验室里设计了测试，让被试者完成一些简单的任务，并在一部分被试者完成任务前打断他们。其后的评估发现，那些遭到打断的被试者对测试任务记得更牢，并且还想着要完成已经结束的测试，尽管做完并没有奖励。

这项研究提出了现在所说的"蔡氏效应（Zeigarnik effect）"：大脑很不喜欢未完成状态。电视节目那么喜欢设置吊胃口的环节也是同样的道理，未完待续的故事会吸引观众看到最后，只为终结不确定感。

如此看来，激励一个人做事的次优方案就是让事情做一半、留一半，同时限定解决问题的几种方案。至于更有效的激励方法，我就留到下一本书里再告诉大家吧。

是为了搞笑吗？

（幽默的出其不意与不合常理）

"解释笑话如同解剖青蛙。有助于你理解，但青蛙死了。"语出 E. B. 怀特。[①] 不幸的是，科学里头尽是些严酷的分析和解释，所以科学和幽默往往看起来相互排斥。尽管如此，对于大脑在幽默中所起的作用人们还是试着做了一些科学探究。本书前前后后讲到了许多心理学实验，关于智商测试、单词背诵测试、为了食欲或味觉精心准备食物等。它们中有一个共同点，也是无数其他心理学实验都具备的一个条件，那就是遵照特定的操作，用专业术语来讲，就是有"变量"。

心理学实验涉及两种变量：自变量（independent variable）和因变量（dependent variable）。自变量由实验者操纵（比如智力实验中用的智商测试题、记忆分析时用的词汇表等，都由研究人员设计和 / 或提供）；因变量是实验者根据被试者的反应测量到的数据（比如智商测试的分数、记住的物体数量、哪些脑区被激活等）。

在激发所期望的反应时，自变量需要稳定，比如说测试全部完成等。那么问题就来了：想要有效研究幽默是如何在脑中运作的，你首先需要让被试者体验到幽默。在理想情况下，你要拿出某种让**所有人**、**无论是谁**都觉得好笑的东西。能搞出这

---

① E. B. 怀特（E. B. White, 1899—1985），生于纽约，作家，著有《夏洛的网》《这就是纽约》《重游缅湖》等作品。——译者注

种东西来的人，当科学家肯定干不长，因为渴求拥有这种技能的各大电视公司很快就会花大价钱把他们请去。尽管职业喜剧演员为实现类似的效果经年累月地苦练，但还从来没有哪个喜剧演员能讨**所有人**喜欢。

更麻烦的是，喜剧和幽默有一个共同要素，那就是"惊奇"。人们在头一回听到喜欢的笑话时哈哈大笑，第二次、第三次、第四次，更多次听到同一个笑话后就觉得没那么好笑了，因为听过就不新鲜了。因此，想要重复实验[①]的话，就还需要另一种百分百能不断引人发笑的方法。

环境设置也要考虑。实验室的环境大多干净整洁、几乎无菌，它的设计以尽量减少危险、防止干扰实验为目的。这么做非常适合科学研究，却与营造欢乐的气氛相悖。而如果要扫描大脑，事情就更难办了。比方说核磁共振，要把人关在又窄小又寒冷的仪器舱，同时磁场还会发出巨大的噪音。这可绝不是让人有心情欣赏敲门笑话[②]的最佳场景。

不过，还是有一些科学家没被这些巨大的障碍所阻挠，尽管他们用来研究幽默机制的是一些奇怪的策略。比如研究幽默的运作机制及其在不同人群中有何差异的英国教授山姆·舒斯

[①] 重复实验听起来也许像是浪费或偷懒，但在科学研究中，重复极为重要。因为重复一项实验并得到同样的结果有助于确认所得结果的可靠性，证明它们不是出于意外的运气或暗中操纵。由于人脑的不可预测性和不稳定性，重复实验在心理学上成了一个特别大的问题。大脑的特性甚至阻挠了对它的研究，也是它又一个令人讨厌的特点。——作者注

[②] 敲门笑话是一种以双关语为笑点的笑话，通常由两人对答组成。——译者注

特（Sam Shuster），专门骑了辆独轮车在纽卡斯尔市的闹市区转悠，记录人们对此有何反应。尽管研究形式新颖，但是在人人都会觉得好笑的候选内容名单上，"独轮车"排进前十的可能性极低。

华盛顿州立大学的南希·贝尔（Nancy Bell）教授也做过一项研究，在随意聊天时故意说一个烂笑话，以此测试人们对不成功的刻意搞笑有什么反应。那个笑话是这样的："大烟囱会对小烟囱说什么？什么也没说，因为烟囱不会说话。"

人们的反应从尴尬到直接抗议都有。总的来说，没有人**真心喜欢**这个笑话。所以这到底算不算是对幽默的研究都有待商榷。

以上测试严格说来都属于间接的研究，考察的是人们对试图搞笑的人有什么反应与行为。**为什么我们会觉得有些事情好笑**？大脑中发生了什么让我们情不自禁地产生大笑的反应？从科学家到哲学家对此多有思考。尼采主张，笑是人们感到生存的孤独和生命的有限而产生的反应，尽管从尼采的大部分作品来看，他对笑并不熟悉。弗洛伊德的理论认为，笑是由于释放出了"心理能量"，或者说紧张。在此基础上，后来发展出了称为"释放论（relief theory）"的假说，其基本论点是大脑感觉到某种形式的危险或威胁（针对自己或他人），而一旦危险解除，没有造成伤害，为了释放压抑的紧张并强化圆满的结局，笑就产生了。所谓的"危险"可以是自然界实质存在的东西，也可以是某种难以解释或无法预测的情况，比如笑话中不合常理的情节，或是被社会约束所压抑的欲望和反应（冒犯性笑话或禁忌笑话常能引起爆笑的原因可能就在于此）。这种假说尤其适用于解释打闹剧[①]。一个人踩到香蕉皮滑倒后露出一脸茫然的表情很好笑，但倘若此人踩到香蕉皮后头部撞地死了，显然就一点也不好笑了，因为那是"真正的"危险。

20世纪20年代，美国的D. 海华丝（D. Hayworth）基于此提出一种假说，认为笑的物理过程实际上是人类用来互相通知危险解除、安然无恙的一种方式。至于这种说法把那些声称"笑着面对危险"的人置于何处，就不知道了。

更早的哲学家如柏拉图提出，笑是优越的表现。当有人摔倒或是说了蠢话、做了傻事时，我们会发笑，因为他们的地位变得比我们低了。我们笑是因为我们喜欢这种优越感，想要强化他人的失败。他的说法肯定可以解释"幸灾乐祸"的快感，可是你看国际喜剧明星在舞台上昂首阔步，为体育场里数千名哈哈大笑的观众表演，不可能所有观众都心想"那家伙真蠢，我比他强多了"吧。所以，这个假说也不全面。

有关幽默的各种理论大多会强调前后矛盾、违背预期所产生的作用。大脑总想要密切注意外界环境和头脑当中的动向。为此，大脑有一套方法来简化工作，比如模式（schemas），即大脑思考和组织信息的特殊方式。特定的模式往往应用于特定的情境：饭店里、海滩上、工作面试中，与某个人或某类人

---

① 一种喜剧类型，又称棍棒喜剧，因为演员在剧中常以击板互相追打，发出响声，引发喜剧效果而得名。——译者注

打交道时等。我们预期此类情境会以特定方式发展，产生的后果也在有限的范围内。过去的记忆和经验还会告诉你在认识的环境和场景中事情"注定"会如何发生。

　　理论认为，当事情的变化出乎人们的预料时就产生了幽默。笑话里的逻辑不按常理出牌，事情没有按照我们满心以为的那样进展。没有人会因为觉得自己是一副窗帘而跑去看医生，也几乎不会有无人看管的马走进酒吧。[①]当遇到这种逻辑矛盾或前后不一致时，由于引发了不确定感，就有可能出现幽默的效果。大脑不擅长处理不确定，尤其当这种不确定意味着它用来构建和预测世界观的方式有潜在的缺陷（大脑预计某件事会以某种方式发生，实际却没有，这意味着重要的预测或分析功能出现了根本问题）。接着，矛盾被巧妙的语言或是"包袱"消解。为什么拉长脸？马就是长了张大长脸啊，可酒保是在问情绪不快的人！这是个双关语！我听懂了双关语！随着矛盾被中和，或许还学到了东西，问题的解决给大脑带来了积极正面的感觉。我们通过哈哈大笑表明对问题解决的认可，同时笑声还能带来很多社会效益。

　　这还有助于解释为什么"惊奇"那么重要，为什么重复讲的笑话就不那么好笑了。因为最初造成幽默的前后矛盾不再新鲜，于是削弱了效果。大脑记住了这个套路，知道里面的矛盾是无害的，因此不再受到同样的影响。

---

① 原笑话为：从前有一匹马，走进了酒吧，坐在吧台前向酒保点了一杯酒。酒保说："你的脸好长啊！"——译者注

大脑对幽默的处理涉及很多脑区，比如中脑边缘奖赏通路，因为要产生笑作为奖励；海马和杏仁核也有关，因为我们需要记忆来告诉我们**应当**发生什么，从而才会有预期的落空和相应的强烈情绪反应；额叶的多个区域也起了作用，因为幽默的很大一部分来自预期和合理性受到干扰，而这些都要用到我们的高级执行功能；还有在语言加工中起作用的顶叶区域，因为很多喜剧效果来自双关或是打破语言规范。

幽默和喜剧的语言加工作用要比很多人以为的更整体。讲述风格、语调、重音和时机等，都事关一个笑话的成败。有个非常有趣的发现事关以手语交流的失聪者的发笑习惯。在一般的语音交谈中，有人讲笑话或段子时，听者会在停顿或句末哈哈大笑（如果好笑的话），发笑时机基本上是在笑声不会干扰笑话的讲述间隔。这一点很重要，因为笑声和笑话的讲述通常都基于声音。但对于靠手语交谈的人来说就不同了。在用手语表述笑话或段子时，按说中途任何时候发笑都可以，都不会打断笑话。但实际情况却并非如此。研究显示，失聪者也在同样的停顿和间歇时发笑，尽管笑声并不会干扰手语的表述。语言和言语加工显然影响着我们对发笑时机的感觉，所以何时发笑不一定像我们以为的那么不由自主。

据目前所知，大脑中并没有专门的"发笑中心"，幽默感似乎由数不清的连接和过程产生，是人的发育过程、个人偏好和无数经验共同塑造的。这或许也就解释了为什么每个人似乎都有自己独一无二的笑点。

一方面，一个人对喜剧和幽默的品位似乎是个性化的，但另一方面，我们也可以证明他人的存在与反应对此深有影响。笑具有的社交功能毋庸置疑，人类能够体验很多与幽默一样迅猛而强烈的情绪，但大多不会导致不受控制的大声发作（比如说哈哈大笑）。把自己乐不可支的状态公之于众是有好处的，因为人们不论愿意与否，都已演化成会被逗笑的样子。

美国马里兰大学的罗伯特·普罗文（Robert Provine）开展了一些研究，表明人在与他人共处时，笑的可能性是独处时的30倍。和朋友在一起时，哪怕没有讲笑话，也会笑得更多、更欢。对所见所闻的评论、共同的回忆，或是关于共同熟人的听来十分无聊的八卦，都可以成为笑料。和一大群人在一起时，笑要容易得多，这也是为什么脱口秀很少会一对一进行的缘故。幽默的社交互动特征还有一点十分有趣：人脑似乎非常擅长区分真笑和假笑。伦敦大学学院的苏菲·斯科特（Sophie Scott）发现，在辨认一个人的笑是发自内心的还是装出来的时，哪怕两者听起来非常相似，人们的判断也有极高的准确率。当你听到劣质情景喜剧里明显的"罐头笑声"[1]时，是不是也觉得说不出的难受？人们对笑有着强烈的反应，人为操纵这种反应总会令人感到抗拒。

试图搞笑却没成功，是一种沉重的失败。

别人给你讲笑话，很明显是出于想逗你笑的意图。讲笑话

---

[1]　罐头笑声又称背景笑声，指在"观众应该笑"的场景中插入录好的笑声。这为美国电视首次使用，并被称为罐头笑声（canned laughter）。——译者注

的人自以为懂你的笑点，有本事让你笑，进而相信自己能控制你，也就比你优越。假如是在众人面前这么做，那么就更是在强调他的优越感。所以一定要让你笑出来才行。

结果你却没笑，笑话完全没效果。从本质上讲，这是一种背叛，是从若干层面上（主要是潜意识上）对讲笑话人的冒犯。难怪讲笑话的人常会因此生气（随便去问任何一个努力搞笑的喜剧演员就会知道）。然而要充分理解这一点，你就必须理解与他人的互动对我们的大脑运作会产生多大的影响。而这就需要专辟一章来讲讲了。

只有深入，才能掌握，你懂的。

—— 第7章 ——

抱 团

他人对大脑的影响

很多人声称不在乎别人的眼光。他们频繁地高调宣传，不遗余力地确保周围每个人都听到了此番宣言。显然，只有别人——那些他们口口声声表示不在乎的人——都清楚了他们的态度，所谓不在乎别人的眼光才算真正作数。回避"社会规范"的人最终还是有了他们所属的特征性集体。从20世纪中叶的摩登派和光头党，到今天的哥特和情绪硬核①，不愿循规蹈矩的人做的头一件事就是找另一个集体身份来代替，连机车党和黑帮也都总是穿成差不多的样子。他们或许不遵守法律，但却想得到同类的尊重。

既然连不遵循习俗、不遵守法律的人也难抵结党的渴望，

---

① 都是英国流行的亚文化种类。——译者注

说明它们一定深深植根于我们的头脑之中。长期单独监禁被看作是对犯人精神虐待的一种，正说明与人接触与其说是一种欲求，不如说是一种必要。这或许听来奇怪，事实上，人脑有很大一部分是专门用来和他人交流并为交流所塑造的，而我们成为什么样的人，受他人影响程度之大简直惊人。

关于人的塑造有一个经典的先天或后天之争，或者说是基因还是环境的作用？其实是两者的结合。基因对于我们会是什么样的人无疑举足轻重，但在成长过程中发生在我们身上的所有事情同样影响深远。对于发育中的大脑来说，他人就算不是最主要的也是重要的信息和经验来源之一。别人对我们所说的话、为人处事的方式、所做、所想，以及建议的、创造的、相信的东西，全都对一个还在成型期的大脑有直接影响。最关键的是，人的自我（包括自我价值、自尊、动机、志向等）大部分来自他人对我们的想法和做法。

考虑到他人对我们大脑发育施加的影响，以及反过来他人也受其大脑的操控，那么可能的结论只有一个：**人类的脑在操控着它们自己的发育**！很多讲述世界末日的科幻小说把计算机对大脑的控制作为基础设定，可假如掌握控制权的是大脑本身好像就没那么可怕了，因为我们已经一再看到，人的脑子可谓相当愚蠢。其结果便是，人也是那么的愚蠢。正因如此，我们的大脑有很大一部分致力于和他人接触。

接下来出现的很多例子说的都是如此安排会导致多少怪事。

全都写在脸上

（为什么掩饰自己的真实想法那么困难）

郁闷的表情总是不招人喜欢，哪怕你有正当的理由摆出一张臭脸，比如刚和伴侣大吵一架，或是发现自己踩到一坨狗屎。而不管究竟是什么原因，通常更可气的是不知打哪儿来的一陌生人对你说要微笑面对。

表情意味着他人可以从中看出你的想法和感受。这是一种读心术，只不过是通过读脸实现的。至于它会成为一种很有用的交流方式，倒也不令人意外，毕竟大脑专门用于和他人交流的方式多得惊人。

大家可能听说过这种说法：90%的交流不是通过语言。这里所说的百分比用在不同人身上有一定的出入，事实上也的确因人而异，毕竟人们在不同的情境中有不同的交流方式，比如在挤满了人的夜店里为了交流而采用的方法，必然不同于和一只睡着的老虎一起被关在笼子里时所采用的手段。总的来说，我们的人际交流大多或绝大部分是通过讲话以外的方式完成的。

人脑有若干区域专门用来处理语言和语音，所以言语沟通的重要性无须多言（还真讽刺）。很多年以来，人们只知道有两个脑区是负责语言的。其一是布罗卡区（Broca's area），以皮埃尔·保尔·布罗卡[1]命名，位于额叶后部，被认为是语音

---

[1] 皮埃尔·保尔·布罗卡（Pierre Paul Broca，1824—1880），法国外科医生、神经科学家、生理学家。——译者注

形成所必需的脑区。组织想要说的话并以正确的语序说出相应的字词，这就是布罗卡区的工作。

另一个区域是韦尼克区（Wernicke's area），由卡尔·韦尼克[①]发现，位于颞叶。语言理解就是韦尼克区的功劳，识字、理解字词的意思与各种解释，也是韦尼克区的工作。这两个脑区就组成了一套简单直接的语言处理系统，虽然实际情况肯定要更复杂得多，但几十年来，言语加工都被归功于布罗卡区和韦尼克区的功劳。

要理解其缘由，必须考虑到这两个脑区是在19世纪发现的，得益于那些大脑不同部位遭受局部损伤的病人。当时没有扫描仪、计算机等现代技术，有志向的神经科学家只能研究头部正好有哪个地方不幸受伤的人。虽然不是最行之有效的手段，可起码他们没有强加外伤给病人（按目前所知）。

布罗卡区和韦尼克区的发现是因为这两个区域受损造成了失语症（aphasias），病人的言语能力和理解能力分别出现严重损坏。布罗卡失语症，也就是表达性失语症，指的是病人无法"生成"语言。他们的嘴和舌头都没问题，也听得懂别人说的话，但就是无法说出流利、连贯的话来。有时也能发出个把词句，但是复杂的长句就不行了。

值得注意的是，布罗卡失语症往往在说话**或写字**的时候表现明显——这一点很重要。语音是靠听的，通过说来传达；

---

① 卡尔·韦尼克（Carl Wernicke，1848—1905），德国医生、解剖学家。——译者注

而写字是靠看的，用手和手指完成。两者都受损，说明有某个共同因素遭到了破坏，那么就只可能是由大脑负责处理的语言加工。

韦尼克失语症刚好相反，患者表现出无法理解语言的症状。他们听得出音调、抑扬顿挫、间隔等，但是不明白字词本身的意思。他们会用听起来复杂的长句做出和正常回答类似的回应，但说的不是"我今天去了商店，买了一些面包"，而是接近"我今天天天去了聚了商昂店卖买了棉面宝宝包"，里面夹杂着生造的字词和听不懂的语音。受损的大脑由于无法识别语言，自然也就无法生成语言。

韦尼克失语症同样表现在书写上，而且患者通常识别不出他们讲的话有什么问题，认为自己就是在正常说话，这无疑会带来严重的挫败感。

以两种失语症为基础而产生的理论强调了布罗卡区和韦尼克区的重要性。然而，脑部扫描技术带来了新的认识。布罗卡区作为额叶的一个区域，对于处理句法以及其他关键的结构细节仍然是重要的，这一点很好理解，因为实时操控复杂的信息通常被描述成额叶的活动。不过，韦尼克区的重要性却大大降低，实验数据表明，语音处理实际上还涉及四周更大范围的颞叶区域。

比如颞上回（superior temporal gyrus）、额下回（inferior frontal gyrus）、颞中回（middle temporal gyrus），以及包括壳核（putamen）在内的大脑"深处"区域，都被认为与语音处理大有关系，它们负责处理句法、字词的语义、记忆中的相关术语等要素。这些脑区大多位于负责处理声音的听觉皮层附近，看上去很合理（实在难得）。韦尼克区和布罗卡区或许不像最初以为的那样就是语言处理的全部，但它们仍然与此有关。这两个区域受损还是会让语言处理区域之间的很多连接被破坏，进而产生失语症。只不过，所谓的语音加工中心实际上分布得更广，这也说明语言是大脑的一个基本功能，而不是我们从周围环境获得的。

有人主张语言对神经系统的重要性还不止于此。"语言相对论（linguistic relativity）"假说认为，一个人使用的语言是其认知过程的基础，奠定了一个人感知世界的能力。比方说，假如从小使用的语言中没有关于"可靠"的词汇，那么这样的人就理解不了也表现不出"可靠"的品质，于是只能去找房产中介之类的工作。

上面显然举的是个极端的例子，而且想做相关的研究很困难，因为你得找到这样一种文化，他们使用的语言正好缺失了某些重要的概念。（在有些较为孤立的文化中，颜色词的范围相对较小，很多这方面的研究认为，这些文化中的人不太能感受某些常见的颜色，但研究结论尚有争议。）有关语言相对论的观点也有很多，其中最著名的是"萨丕尔－沃尔夫假说"[1]。

---

① 萨丕尔－沃尔夫假说（Sapir-Whorf hypothesis）对语言学来说是个麻烦的东西，因为这是一个会让人产生误解的标签。萨丕尔（Edward Sapir）和沃尔夫（Benjamin Lee Whorf）被认为是该假说的开创者，实际上两人从未合著过，也没有提出过专门的假说。事实上，是先有了"萨丕尔－沃尔夫假说"的术语后，才出现了具体的假说，这倒也是说明假说本身的一个绝佳例子。没有谁说语言学是简单的。——作者注

还有人进一步指出，改变使用的语言就能**改变人的思考方式**。最引人注目的例子就是神经语言程序学（neuro-linguistic programming，简称NLP）。这是一套把精神疗法、个人发展和其他行为疗法混在一起的大杂烩，其基本前提是语言、行为和神经过程相互交织。如果改变一个人对语言特有的用法和使用经验，他们的思维和行为也会随之发生变化（希望是往好的方面），就像编辑计算机代码来消除程序故障一样。

尽管神经语言程序学一度十分流行，其实际功效却并未得到证据支持，与伪科学和替代疗法被归为同类。本书中有许多例子表明，人脑在面对现代世界强加给它的一切时仍然是那么的自行其是，基本上是不会好好照着精挑细选后放到它面前的用语来行事的。

不过，神经语言程序学常提到交流中的非语言部分十分重要，这一点倒是真的。非言语沟通有多种不同的表现方式。

奥利弗·萨克斯①在1985年出版的杰作《错把妻子当帽子》一书中，描述过一群听不懂人说话的失语症患者，他们在观看总统的演说时觉得十分滑稽——显然逗乐不是演说的本意。对此的解释是，失去了语言理解能力的失语症患者逐渐辨识出人们平常因为字面意思而忽视的非语言线索和迹象。在他们看来，总统的面部抽搐、肢体语言、说话节奏以及小动作等无一

① 奥利弗·萨克斯（Oliver Sacks，1933—2015），杰出的神经病学专家、闻名全球的畅销书作家，被誉为"医学桂冠诗人"，写过许多关于大脑疾病和深受疾病影响的病人的书。——译者注

不在暴露他的不诚实，在失语症患者看来都是标志着撒谎的红灯。而当它们来自世界上最有权力的人时，不是让人发笑就是引人落泪了。

能从非言语线索里提取到此类信息并不令人意外。就像前面说到的，人的面部是绝佳的交流设备。表情的重要性在于，它很容易传达愤怒、开心、害怕或是其他情绪，各种相应的表情在人际交流中提供了极大的帮助。同样是说"你不要这样"时，伴随着开心、生气或是厌恶的不同表情，可以做不同的理解。

表情的通用性很强。有些研究中，研究人员向不同文化背景的被试者展示各种表情图片，其中不乏与西方文明相距甚远、几乎没有接触的文化。结果发现，尽管存在一些文化差异，但大体上无论从哪里来的人都能识别面部表情。这说明人的表情似乎不是后天学来，而是与生俱来的，属于人脑中的基本构件。亚马孙丛林深处与世隔绝的人感到惊奇时所显露出的表情，与一辈子生活在纽约的人无异。

人脑十分擅长识别面部、读解表情。第5章详细叙述过视觉皮层有专门处理面部的分区，使我们很容易到处看到脸的样子。大脑在这方面的高效率让我们可以从最简单的信息中读出表情，也就解释了为什么如今使用基本标点符号来传达表情格外常见，比如开心 :-) 悲伤 :-(生气 >:-(惊讶 :-O 诸如此类。它们只是简简单单的点和线，甚至还转了90度，可我们仍旧能从中看出特定的表情。

　　表情作为交流方式看似有限，但特别高效。如果周围人都显露出害怕的表情，那么你的大脑立刻会得出结论：附近有什么大家都普遍认为是威胁的东西，赶紧做好战或逃的准备。如果我们非要听到别人说"不是我要吓你，但我们正前方好像来了一群疯狂的鬣狗"，那么很可能话还没说完，鬣狗就已经扑了过来。面部表情对人际交往也有帮助。比如正在干什么事时，如果每个人的表情都很愉悦，那么我们就知道继续干下去可以获得称赞；假如盯着我们的人都露出震惊、愤怒、厌恶或是以上皆有的表情，那么最好立马停下来。来自他人表情的反馈帮助我们指导自己的行为。

　　研究显示，人在读取表情时，脑中的杏仁核十分活跃，掌管自身情绪加工的杏仁核似乎也是识别他人情绪不可缺少的部分。读取表情还与边缘系统深处负责处理特定情绪的其他脑区（例如处理厌恶的壳核）有关。

　　情绪与表情有着密切的关联，但两者的关系也并非牢不可破。有些人会通过克制或控制面部表情来掩饰情绪状态。典型的例子就是"扑克脸"。职业扑克牌手保持着一脸平静（或是装出来的表情），不让人看出自己的胜算在拿到牌后有什么变化。不过，一副牌52张，可能拿到什么牌的范围有限，牌手对此有充分的心理准备，哪怕出现最厉害的同花顺。对于可能的结果有所准备就可以更有意识地控制表情。但假如牌打到一半，一颗陨石砸穿屋顶掉到桌上，我可以保证，无论哪个扑克牌手都难以掩饰满脸的震惊。

这也揭示了脑的高级区域和初级区域间的又一个冲突。表情可以是随意的（也就是由大脑运动皮层控制），也可以是不由自主的（由边缘系统的深层区域控制）。我们可以随意做出面部表情，比如看着别人无聊的度假照片却一脸兴致勃勃。但不自主的表情却来自真实的情绪。高级的人类新皮层可以传达错误的信息（比如说谎），但更古老的边缘控制系统总是那么诚实，于是两者时常起冲突，因为社会规范常常要求我们不要表达真实的想法——如果别人的新发型让你觉得特恶心，实话实说是不礼貌的。

不幸的是，大脑对于读取面部太敏感了，因此我们常常能看出诚实与礼貌正在天人交战（咬紧牙关保持微笑）。好在社会也认为指出别人的心口不一是不礼貌的，于是我们得以维持一种有张力的平衡。

胡萝卜和大棒

（大脑是怎么让我们控制他人又反过来受控于他人的）

我最烦去买车了。在巨大的卖车场里走得累死累活，没完没了地查看各种细节，看到最后反而兴致全无，忍不住盘算自家院子里是不是放得下一匹马！为了假装自己懂车，还要踢踢轮胎什么的。干啥呀？莫非鞋尖还能分析硫化橡胶不成？

但个人觉得，最烦人的还要数汽车销售。真的太难应付了：大男子主义（我还没遇到过女销售员）、过度热情、"这个我得去问问经理"式的搪塞，以及老是在暗示他们因为我而亏大了等。种种套路搅得我昏头涨脑心烦意乱，整个过程都让我十分痛苦。

所以我总是带着我爸一起去，他特别热衷于这类事情。头一回他陪我一起去买车时，我满心以为会来一场潇洒的谈判，没想到他对着销售咒骂，管人家叫罪犯，直到他们答应降低价格。办法虽笨，但效果没得说。

话说回来，既然全世界的汽车销售都用那些现成的套路，可见确实管用。这蛮奇怪的。毕竟顾客什么样的都有，性格、偏好、注意力时长各不相同，用简单又常见的方法就能让一个人欣然交出辛苦挣来的血汗钱，这种想法不是很可笑吗？不过，还真有一些特定的行为可以增强人的依从性（compliance），让顾客乖乖"服从于销售员的意志"。

前面说到过对社会评判的恐惧会导致焦虑，挑衅会触发愤怒机制，而寻求认同可以作为强烈的动机。确实，有很多情绪可以说只在与他人产生关联的情况下存在：你可以对无生命的东西发火，但羞愧和骄傲需要看别人的评价，而爱存在于人和人之间（自恋完全是另一码事）。所以有的人能利用大脑的倾向让别人按他的意愿做事也不算夸张。任何一个靠说服别人掏钱来营生的人都有提高顾客依从性的惯用方法，这自然又要赖到大脑的运作方式头上。

倒也不是说有什么技术可以让你完全支配他人。无论把妹达人想给你灌输些什么，毕竟人是非常复杂的生物。但不管怎么样，还是有一些科学认可的方法有助于让别人如你所愿。

比如"一只脚踏进门里"的FITD法（foot-in-the-door），也叫得寸进尺法。朋友问你借钱坐公车，你答应了；接着，又问能不能再多借一点买个三明治，你也答应了；然后朋友说，不如一起去酒吧喝点东西？只有你付得出钱，他是一分也没有的，还记得吗？你想着，"没问题，就稍微喝几杯"。过了一会儿，突然朋友说要借点钱打车，因为已经赶不上末班车了。于是你叹了口气只好答应，毕竟前面你都点头了的。

假如这个所谓的朋友一开始就说"请我吃饭喝酒再帮我付钱让我轻松到家吧"，你肯定不答应，因为这明显是个无理的要求嘛。可你实际上就是做了他要求的所有事。这便是得寸进尺法：先答应一个小要求，那会让你更愿意答应大要求，提出要求的人从而得寸进尺。

万幸的是，得寸进尺法有不少限制。在第一个要求和第二个之间要有一些延迟。比如有人肯借给你5块钱，那么你不能10秒钟后就问他要50块钱。研究显示，得寸进尺法在最初的要求提出后数天到数周内都可能是有效的，但最终两次要求之间的联系会消失。

如果提出的要求属于"亲社会行为"，答应要求会被看作提供了帮助或做了好事，那么运用得寸进尺法的效果会更好。

请人吃饭是提供帮助，借钱给人回家也是提供帮助，所以被答应的可能性就更高。如果有人说他要在前任的车上刷脏话请你帮他放哨，或是要你开车带他去前任的住处朝窗户扔砖头，鉴于这些都不是什么好事，所以他们的请求会遭到拒绝。人们在内心深处通常还是比较善良的啊！

得寸进尺法还需要前后一致。比方说，先借一点钱，再借更多钱。答应开车送人回家并不等于还愿意接下来一个月帮忙照顾他的爬宠大蟒蛇。这两件事之间有关系吗？大多数人不会把"搭我的车吧"和"在我家养条大蟒蛇吧"画上等号。

虽有限制，得寸进尺法总的来说还是很有效的。你大概遇到过这样的事吧：某个亲戚请你帮忙装一下电脑，结果你就变成了全天候的技术支持。此处用的就是得寸进尺法。

2002 年，法国的尼古拉·盖冈[1]开展的一项研究显示，得寸进尺法在网络上也奏效。收到电子邮件后愿意按其中的要求打开某个特定文件的学生也更有可能答应参与更麻烦的在线问卷调查。说服别人通常有赖于语气、仪态、肢体动作、目光接触等，盖冈的研究却说明，以上并非必需。大脑似乎急切盼望着答应别人的请求。

另一种能让他人顺从你意愿的方法反而是利用被拒绝的要求。比如有人问能不能把家当都存放在你那里，因为她得搬离

---

[1]　尼古拉·盖冈（Nicolas Guéguen），任职于法国南布列塔尼大学瓦纳校区，认知心理学博士、软件工程师，著有《100 个心理学小实验》等多本科普书。——译者注

现在住的地方。这也太不方便了，所以你拒绝了。之后她问，要么周末借一下你的车，好让她把那些东西搬到别的地方，怎么样？这就容易多了，于是你一口答应。但周末把车借给别人其实也**不方便**，只不过比一开始的要求稍微好点罢了。如此一来，你同意了让别人用你的车 —— 一个你从不随便答应的请求。

这种"拒之门外"的DITF法（door-in-the-face），又名以退为进法。听上去好像是"砰"的一声把提要求者关在门外的人比较凶，但实际上他们才是被操纵的一方。将别人拒之门外（无论是字面意思还是引申意思）让你感觉不舒服，所以想要通过答应一些小要求来"补偿"对方。

使用以退为进法提出的要求可以比得寸进尺法更紧凑，因为对方既然从一开始就表示拒绝，那么在第一个要求提出后实际上什么也没有答应。还有证据认为，以退为进法的效果更强。2011年，香港大学区洁芳等人开展了一项研究，分别用得寸进尺法和以退为进法劝服几组学生做算术试卷，得寸进尺法的成功率有60%，而以退为进法的成功率接近90%！这项研究得出的结论是，如果我们想要小学生做什么事，就用以退为进法吧 —— 当然向公众宣布时用的可不是这种措辞。

以退为进法的效能和信度或许可以解释，为什么金融交易中经常采用这种方法。科学家甚至直接评估过它的有效性：2008年奥地利的韦伯斯特（Ebster）和纽马尔（Neumayr）开展过一项研究，发现阿尔卑斯山的小卖部采用以退为进法向过路人兜售奶酪的效果非常好（拿到阿尔卑斯山小卖部去做的实验确实不多）。

此外，还有虚报低价的"低球法"（low-ball），与得寸进尺法类似，也是先让人答应一个要求，最后实现的却是其他的结果。

具体说来，低球法先让你答应某个要求（比如付多少钱、花多少时间、写篇多少字的文章等），随后对方突然把先前的要求拔高。出乎意料的是，尽管恼怒不满，大多数人还是会答应升级的要求。真要计较起来，当然是有充分理由拒绝的，毕竟是对方为了个人利益破坏合约。可是人们一般都会顺从突然增加的要求，只要不是太过分——假如你同意付70块钱买台二手DVD播放机，对方的要价却突然变成你的毕生储蓄再加上第一个孩子，那你肯定不答应。

运用低球法有时可以让人为你**义务劳动**！某种程度上吧。美国圣塔克拉拉大学（Santa Clara University）的伯格[1]和科尼利厄斯（Cornelius）在2003年开展的研究中要求被试者完成一份调查，回报是一杯免费咖啡。随后参与者被告知免费咖啡没有了。尽管没得到之前承诺的回报，大部分人还是做完了调查报告。西奥迪尼[2]与同事1978年在大学生中开展过

---

① 杰瑞·伯格（Jerry Burger），心理学教授，著有《人格心理学》。——译者注
② 罗伯特·B·西奥迪尼（Robert B. Cialdini），目前任亚利桑那州立大学心理学系教授，著有《影响力》一书。——译者注

的一项研究显示，相比直接被要求7点到的学生，之前答应了上午9点能到的学生更有可能在7点到场。显然，奖励或价码并非唯一的影响因素。有关低球法的很多研究都表明，自愿、主动地同意协议，对更改要求后还能遵守承诺而言是不可缺少的条件。

以上是几种较为常见的对他人施加影响使其依从的方法，还有很多其他方法也可以促成他人顺从自己的意愿（再比如"逆反心理"——绝对不许去查什么意思）。它们在演化上有什么意义吗？可以认为是"适者生存"，只是为什么易受影响会成为有用的优点呢？这个我们放到后面一节来讲，先说说怎么用大脑的倾向来解释上述几种依从技巧[1]。

依从主要与自我意象有关。第4章中写到过大脑具有自我分析和自我认识的能力（通过额叶）。所以，用这些信息为自己的失败做些"调整"也不算离谱。大家可能听说过"给嘴巴贴上封条"，可为什么有话要憋住？也许你觉得人家的小宝宝真的好丑，可是不能照实说，还得夸"哦，好可爱"，这样一来可以让别人对你有好感，实话实说就不会了。这就是所谓的"印象管理（impression management）"，指的是试图通过社交

---

[1] 关于这类社交相关倾向涉及哪些大脑处理过程、由哪些脑区负责，有不少理论构想和推断，但目前还很难下定论。因为像核磁共振、脑电图等比较深入地扫描脑部的技术手段都至少需要把被试者束缚在实验室的大型设备上，受环境限制而很难开展现实的社交活动。假如你被塞进核磁共振扫描仪，却有个认识的人溜达进来开口请你帮忙，恐怕你的大脑只会一团迷茫。——作者注

行为控制他人对我们形成的印象。我们在神经系统层面在意着他人的看法，并竭尽全力想要招人喜欢。

根据英国谢菲尔德大学的汤姆·法罗（Tom Farrow）等人在2014年所做的一项研究，印象管理涉及前额叶内侧和左侧腹外侧的激活，以及中脑和小脑等其他脑区。不过，这些区域是在被试者故意做一些讨人厌的行为，企图给别人留下**坏印象**时才显著活跃的。当他们决定让自己**招人喜欢**时，以上区域就和正常活动时没有明显差别了。

此外，被试者在做出给人留下好印象的行为时往往更加不假思索，信息处理速度远胜过想要留下坏印象时的。结合这一事实，研究者认为，给别人留下好印象是大脑**一直在做的事**！因此，要想通过扫描找出负责它的脑区就好比在一片密林中寻找某一棵没有任何特别之处的树。不过这项研究的问题在于样本太小，只有20名被试者，或许以后还是能找到某些专门的处理过程。不管怎么说，颇为引人注目的事实就是，留下好印象和留下坏印象之间差别很大。

那么，这和操纵别人有什么关系呢？这么说吧，大脑似乎做好了取悦他人的准备。而所有的依从技巧可以说都是利用了人们想在他人面前显得积极正面的心理。这种需求根深蒂固，于是被人加以利用。

假如你同意了一个请求，那么拒绝另一个类似的请求就很可能让人失望，有损他人对你的印象，于是得寸进尺法奏效；假如你回绝了一个大要求，担心对方会因此不喜欢你，就准备答应一个小要求作为"弥补",于是拒之门外法奏效;假如你已经答应做什么或付出什么,然后要求突然提高,收回承诺同样会让人失望,有损形象,于是低球法奏效。这还不都是因为想要别人对我们有个好印象,并且这种愿望无比强烈,逼得我们无法做出更好的或更理性的判断嘛。

实际情况当然更复杂。人的自我意象需要前后一致,因此一旦大脑做出某个决定,改变的难度有时大得超乎想象——尝试过向上了年纪的亲戚解释不是所有外地人都偷东西的人肯定对此深有体会。我们前面说过,心里想的和实际做的相矛盾时会出现"失调",即想法和行为不匹配带来的痛苦。大脑对此的反应通常是改变想法来迎合做法,恢复和谐。

朋友问你要钱,你不想给,但你还是给了一笔数目没那么大的钱。假如你觉得这是不能接受的要求,那么为什么还要那么做呢?你想要始终如一,想要被人喜欢,所以大脑决定你确实愿意给朋友更多钱,就有了得寸进尺。同样也可以解释为什么在运用低球法时给出一个主动的选择非常重要:因为大脑已经做出了一个决定,为了前后一致就会坚持决定,哪怕最初支持该决定的理由已经不存在了。你信守承诺,别人就都靠你了。

另外涉及的互惠原则是一种人类特有的现象(就目前所知),别人对我们好,我们也对别人好,并且不完全是出于自己的利益。假如拒绝了别人的要求,而对方又提出一个小要求,我们就会感到对方做了对我们表达善意的事,因而愿意不成比例地施以回报。这种倾向被认为是拒之门外法奏效的原理：大脑把"提出一个比之前小的要求"看作是对方帮了自己一个忙——大脑果然是个傻瓜。

除此之外，还有社会支配和社会控制方面的理由。有些人（或许是大多数人？）——至少在西方社会中——想被看作是有控制权和/或自控力的人，大脑觉得这样会比较安全、有利。但支配和控制经常以可疑的方式表现出来。当有人向你提出请求时，他们表现得恭恭敬敬，而你通过提供帮助占据上风（并被人喜爱）。得寸进尺法在此相当适用。

如果拒绝请求，那么你在行使支配权；如果对方提出小一点的要求，继续把自己摆在受支配的位置，答应请求意味着你仍旧占据上风，继续被喜爱。横竖都让自己感觉良好。此处就凸显出以退为进法的奇效。而如果你决定好了要做什么，这时别人改变了条件，你若反悔就说明**对方控制了你**。去它的！不管了，就是要坚持当初的决定，因为你是个**好人**呀，真是的。瞧，这就是低球法。

总而言之，大脑让我们想要惹人喜爱、高人一等、前后一致。结果呢，反而害我们被那些看中我们的钱，又有讨价还价基本意识的人不择手段地利用了。这等蠢事也只有如此复杂的器官做得出来吧！

伤痛破碎的脑 [1]

（为什么分手让人崩溃）

你有过这样的经历吗？一连数天蜷缩在沙发上，窗帘紧闭，电话不接，除了抹眼泪擦鼻涕外一动也不动，满脑子想的只有为什么，为什么老天要这么残酷地折磨我？让人心力交瘁的失恋是一个现代人有可能经历的最痛苦的事情之一。它催生了多少伟大的艺术作品和令人费解的诗篇。严格说来，你的身体并没有受到任何实质性的伤害，没有破碎，没有感染恶性病毒。一切只不过是你不得不接受自己再也见不到某个曾经密切交往之人的现实。仅此而已。可那为什么还会让人接连好几个星期、好几个月黯然神伤，严重的甚至就此一蹶不振呢？

原因在于他人对我们大脑的健康（因而也就对我们身体的健康）影响至深，而在这一点上很少有比恋爱关系体现得更为明显的了。

大部分人类文化似乎都致力于最终建立起长期关系或以此为荣，比如情人节、婚礼、爱情喜剧、情歌、珠宝业、相当比例的诗歌、乡村音乐、周年贺卡、各种情侣游戏等，不胜枚举。一夫一妻制在其他灵长类动物中并不多见，再考虑到人类比普通的猿类活得更久、有更多机会在一生中结交更多伴侣，

---

[1]　此处借用的是一首1990年代非常红的美国乡村歌曲《伤痛破碎的心》（*Achy Breaky Heart*，也译为《痛彻心扉》），是比利·雷·塞勒斯的代表作，表现失恋后的伤心。——译者注

一夫一妻制就显得尤其奇怪了。若是只讲求"适者生存"，确保自己的基因比别人播撒得更广，那显然伴侣多多益善，要比一辈子守住一个更有道理。然而人类却倾向于后者。

有数不清的理论，从生物学、文化、环境、演化等各种角度，试图解释为什么人类似乎只能形成一夫一妻的关系。有的主张认为，一夫一妻制让夫妻两人共同照顾后代，后代的存活概率比单亲更高。也有人说主要出于文化影响，比如宗教和等级制度希望把财富和权力留给同样小范围的自家人（假如搞不清家里人有多少，就不能确保后代还能继承自己的优势）。还有一种有趣的新理论把这归结于（外）祖母承担了照顾小孩的工作，助推了长期配偶的存在〔因为即便是最宠孩子的（外）祖母，大概也不愿意替子女的前任照顾不熟悉的后代。〕

不管最初是因为什么，总之人类似乎准备好了寻求并建立一对一的浪漫关系，而我们最终爱上某个人后，大脑做出的种种怪事也正印证了这一点。

人和人的吸引取决于诸多因素。很多物种会发育出第二性征，即随着性成熟而出现的，但与繁殖并无直接关系的特征，例如驼鹿的角、孔雀的尾羽等。这些第二性征非常醒目，展示出拥有该特征的生物个体是多么健康、强壮，但除此以外并**没有多大用处**。人类也一样，成年人有很多身体特征明显以吸引他人为主：比如男性深沉的嗓音、宽大的体格、面部的毛发，或是女性耸起的胸部和玲珑的曲线。种种特征并非"必不可少"，但在遥远的过去，某些人类祖先确定这些是他们希望在伴侣身上看到的，进而演化就将此偏好承袭下来。可是对大脑而言，这就产生了一个鸡生蛋还是蛋生鸡的问题：人类大脑生来就觉得某些特征富有吸引力是**演化的结果**，那么到底是谁先出现的呢？是富有吸引力的特征，还是原始大脑对吸引力的鉴别能力？真的很难说。

我们都知道人的偏好各异，但还是有些一般规律。人类觉得有吸引力的特征中，有些不难猜到，比如上述提及的身体特征。也有些人被更偏向脑力的特质吸引，认为才智或性格才是一个人最性感的地方。吸引力的标准在不同文化中差异很大，什么样算有吸引力？这深受文化的影响，比如媒体或是代表"与众不同"的东西。与许多西方文化中流行的美黑相反，美白乳液在不少亚洲国家有着巨大市场。还有一些比较古怪的规律，比如有研究表明，人们更容易被与自己相像的人吸引，这不免让我们回想起大脑有自我中心的偏误。

不过，很有必要对性欲（肉欲）和比性欲更深刻、更个体的浪漫吸引及亲密关系进行区分，后者关系到的浪漫爱情往往要在长期关系中寻求和发现。人们可以（也时常会）与他人发生纯粹身体上的性关系，除了欣赏对方的外形以外（甚至外形的吸引也不是必须），并不真正地"喜爱"对方。性是很难用脑子来约束的麻烦事，它是我们成年人思维和行动的重要基础。不过这一节并不是关于性欲的，我们主要谈的是**爱情**，一种对某个特定对象产生的浪漫感觉。

有大量证据表明，大脑对肉欲和爱情的处理确实不同。英国神经生物学家萨米尔·泽基（Semir Zeki）与安德利亚斯·巴特尔斯（Andreas Bartels）开展的一组研究显示，坠入爱河的被试者看到恋人的图像时，包括脑岛内侧、前扣带皮层、尾状核和壳核在内的多个脑区组成的神经网络活性增强（而在肉体关系或偏向柏拉图式的关系中则没有观察到相应的现象）。另外，在后扣带回和杏仁核，神经活动**变弱**了。后扣带回通常与痛苦的情感有关，爱人的存在会让痛苦降低一些，这听起来颇有道理；杏仁核处理情绪和记忆，但通常是恐惧、愤怒等**负面的东西**，所以负面情绪在爱情中变得没那么活跃也说得通。有稳定伴侣的人一般看起来更放松，比较不在意日常的小麻烦，时常在旁人看来"喜滋滋"的。热恋人士活性降低的脑区还包括前额叶，就是负责推理和合理制定决策的地方。

爱情还涉及某些化合物与神经递质[①]。坠入情网似乎会提高奖赏通路中的多巴胺活性，说明伴侣的存在让我们体验到愉悦，就像毒品一样（详见第8章）。催产素常被叫作"爱情荷尔蒙"或类似的名称，虽然对于一种复杂的物质来说这是种荒唐的过度简化，不过确立了恋爱关系的人确实出现了催产素水

---

① 有一类化合物经常被认为与"吸引"有关，那就是外激素（pheromone，又称信息素）。这类物质从汗液中散发，当其他个体闻到外激素后，行为会发生变化，往往对散发者更有兴趣、更受其吸引。尽管常被人提到（比如你要是想增加自己的性吸引力，据说可以买到掺有外激素的喷剂），但是目前并没有明确的证据显示人类有专门影响吸引力和兴奋性的外激素。大脑虽然经常是个傻瓜，但要操纵它还没那么容易。——作者注

平升高的现象。另外，它还和信任感、人际关系有关。

这些只不过是我们坠入情网时发生在脑中的原始生物学过程。此外还要考虑许多方面，比如自我的膨胀感啦，确立了关系而产生的成就感啦。有一个人对你评价那么高，不管什么情况都想陪伴在你身边，由此带给你巨大的满足和成就。鉴于大多数文化都把"脱单"作为普遍的目标或成就（那些快乐的单身汉通常会咬牙切齿地告诉你这一点），有伴侣还意味着更高的社会地位。

既然恋爱可以带来大量深刻而强烈的东西，大脑的灵活性便意味着它会变得对此充满期待。于是，伴侣成了我们长期计划、目标和抱负的一部分，被纳入我们对预期生活的构想，并改变着我们对于世界的一般看法。从各种意义上讲，伴侣都是人生的重要部分。

然后，这段关系结束了。或许伴侣并不忠诚，或许相处并不和睦，或许一方的行为迫使另一方离开。（研究显示，焦虑倾向较严重的人更容易在恋爱中把冲突激化和扩大到有可能分手的地步。）

想一想大脑为维持一段关系而投入的一切吧，它经受的变化，它为其赋予的价值，它做出的各种长期计划，它逐渐适应的新习惯。当你一下子把所有的一切一笔勾销，大脑自然会受到严重的消极影响。

大脑渐渐习以为常的积极感受突然间全部消失，对未来的计划和对世界的期待突然间统统过期。对于一个我们已经反复证实无法应对不确定性的器官来说，这真是让它痛苦万分。（第8章对此还有更深入的探讨。）而涉及长期关系时，还有大量更现实的不确定性需要应对：接下来住哪儿啊？分手会失去一批朋友吗？会不会有经济上的困难？

考虑到我们对社会接纳程度和社会地位的重视，分手还会使社交方面蒙受相当大的损失。光是不得不跟所有亲朋好友解释恋爱"失败"就够糟糕的了，更别说分手本身还意味着某个在最私密的层面上对你最了解的人宣告再也无法接纳你。这对于一个人的社会认同是真正的打击，使人感到痛苦也正源于此。

对了，上文所述的"痛"其实就是字面意思。研究显示，关系破裂会激活脑中对身体疼痛做出反应的相同区域。本书有许多例子都讲到大脑在处理社交问题和处理实实在在的身体问题时用到的是相同的方法（比如社交恐惧就和实体的危险一样令人紧张不安），而在分手的痛苦上同样如此。人们常说"爱太伤人"，所言甚是，爱真的会带来伤痛。扑热息痛甚至有时在对付"心痛"上还蛮有效的。

再者，关于那个人你还有数不清的回忆，它们曾经是那么幸福快乐，现在却给人带来消沉痛苦，大大破坏了人的自我感觉。除此以外更重要的是，过去相爱时的情景仿佛纠缠不放的毒品：你习惯了体验某种持续的奖赏，然后突然间全都被夺走了。第8章中我们将看到成瘾和戒断会对大脑造成多大的破坏和损伤，而当我们失恋分手、突然失去长期关系的伴侣时，大脑所经历的过程与之相比不可谓不相似。

并不是说大脑没有能力处理分手。最终它会一切恢复如常，只是过程缓慢。有些实验显示，专注于分手带来的好处可以让失恋的人更快恢复并前进，正如先前我们在有关大脑偏误的内容中提到的，大脑喜欢记住"好事"。而且，有时俗话也符合科学道理，时间确实是最好的解药。

不过总的来说，大脑对建立和维持亲密关系付出了太多，一旦关系轰然断裂，大脑势必承受巨大的痛苦。"分手是一件很难的事"[1]还说轻了呢！

人多力量大

（大脑对成为集体的一分子有何反应）

到底什么是"朋友"？这还真是个一旦大声问出来就会让你显得很悲哀的问题呢。朋友就是和你产生了个人纽带的人（不是家人也不是恋人的关系）。不过实际情况更复杂一些，因为人们一般有好几类不同的朋友：工作上的、学校里的、老

---

[1] 原文 Breaking up is hard to do，也引用自一首流行老歌，60年代由美国流行歌手尼尔·塞达卡（Neil Sedaka）唱红，此后不断有翻唱版本。上文提到的"爱太伤人（Love hurts）"也引用自流行歌曲。——译者注

朋友、熟人，以及其实并不喜欢但认识多年所以甩脱不了的朋友等。现在互联网还让我们有了网友，于是可以和全世界志趣相投的陌生人建立有意义的关系。

真幸运我们拥有强大的脑子，足以应付一切人际关系。事实上，这可不是巧合。根据某些科学家的说法，我们或许正是**因为**形成了复杂的社会关系才有了强大的脑。

根据"社会脑假说"的主张，复杂的人脑是人类结交朋友的结果。很多物种会聚集成大型群体，但这并不等同于个体智力。羊聚成羊群，可羊群似乎主要是为了一起吃草和逃命，做到这点并不需要智慧。

集体狩猎涉及合作行为，需要更高的智力。所以，像狼那样的集群捕猎者往往比温顺而数量众多的猎物更加聪明。早期的人类社群还要复杂得多。一些人打猎，另一些人在家照看老弱病残、保护家园、寻觅食物、制作工具等。合作和分工提供了更安全的环境，人类得以存活下来并繁荣壮大。

上述安排需要人类去关注那些**与自己没有生物学关系的人**，超出了"保护自己的基因"之类的简单本能。因此，建立友谊意味着我们关心他人的健康幸福，尽管彼此之间的生物学关系仅限于属于同一物种（而"人类最好的朋友"说明，就连物种都不是什么不可或缺的条件）。

协调社群生活所依赖的各种人际关系需要处理大量的信息。假如集群捕猎者玩的是连三子棋，那么人类社群就是在参加不间断的国际象棋锦标赛。可见，强大的脑力必不可少。

我们很难直接研究人类的演化，除非你有好几十万年的空余时间以及**充足的**耐心。因此，要验证社会脑假说的准确性非常困难。2013年，牛津大学的一项研究号称用复杂的计算机模型证实了这一假说，显示人际关系确实需要更多的处理能力（因而需要更多的脑力）。这很有意思，但还不能就此下定论，毕竟要怎么在计算机上模拟友情呢？人类有聚群和形成人际关系的强烈倾向，愿意关心他人，甚至完全缺乏对他人的关心或同情现在会被视为异常（心理病态）。

内心想要从属于某个集体的倾向有助于人的生存，但也会产生一些荒诞怪异的结果。举例来说，所在集体会左右我们的判断，甚至我们的感觉。

大家对同侪压力都不陌生，它让你出于所属群体的意愿去做或说自己并不认同的事。比如，"酷"孩子都喜欢某支你讨厌的乐队，所以你也声称喜欢他们；或是花好几个小时探讨朋友们喜欢的一部电影有多好，但其实你觉得它乏味透顶。这种现象有个科学名称，叫作"规范性社会影响（normative social influence）"，指的是仅仅因为你从属的群体不赞同，你的大脑就放弃了它试图形成的结论或意见。而令人揪心的是，我们的大脑实在是经常把"被喜欢"看得比"正确"更重要。

这一点在科学实验的设定场景中也得到了验证。社会心理学家所罗门·阿希（Solomon Asch）在1951年开展了一项研究，把被试者分成几个小组，然后向他们提一些非常简单的问题，例如展示三根长度不同的线段并提问"哪一根最长"。结果可能会令你大吃一惊，大部分参与者给出了完全错误的答案。然而研究者并不感到意外，因为每组其实只有一个人是"真的"被试，其他人都是事先被要求给出错误回答的托儿。真正的被试者每次都被排在最后一个，等其他人都已经大声说出答案后再作答。于是，75%的情况下，他们也给出了错误的回答。

被问及为什么要给出明显错误的答案时，大多数人说他们不想"添乱"或出于类似的想法。实验以外，他们并不"认识"同组的其他人，却还是想要得到新同伴的认同，并且愿望强烈到足以否定自己的感觉。成为群体中的一分子看来是大脑优先考虑的事情。

但这也不是绝对的。尽管有75%的被试者附和了团队的错误回答，还是有25%并**没有**那么做。我们或许深受群体的影响，但一个人的自身背景和性格往往同样重要，再说群体由不同类型的人而不只是顺从的雄蜂组成。你肯定见过有的人就是爱说一些肯定会招来周围一片反对声的话，在达人选秀节目上这么做还能赚大钱呢。

规范性社会影响可以说本质上是对行为的影响，也就是说，就算持有异议，我们也**表现得像**是赞同群体的意见。周围人又不能规定我们到底怎么**想**，对不对？

一般来说确实如此。假如你所有的亲朋好友突然坚持2＋2＝7，或者重力把人往天上拉，你肯定不会附和。或许会担心是不是你在乎的人都丧失了理智，但你不会去赞同他们的说法，因为你的感觉和认识都表明他们说的不对。但这是在真假非常明显的情况下，当真假界限更暧昧时，他人的确可以影响到我们的思维过程。

这就是信息性社会影响（informational social influence），指大脑在解决不确定情况时把他人看作可靠的信息来源（哪怕是错误的）。为什么道听途说的东西会被人相信可能也有这方面原因。为一个复杂的问题寻找准确的信息是很费劲的，但假如是从"巷口那个小卖部"或"我朋友他妈妈有个知道这事的表哥"那儿听来的，那么通常就可以算作证据充分了。替代疗法和阴谋论靠这招长盛不衰。

说起来倒也并不令人意外。对于一个发育中的大脑来说，其主要的信息来源就是他人。模仿和效法是孩子学习时的必经之路。而至今为止的很多年来，神经科学家都对一类叫作"镜像神经元"的细胞很感兴趣，这类神经元在我们做某个动作和观察别人做同样动作时都会被激活，表明大脑在基础层面上识别并处理他人的行为。（镜像神经元及其特性在神经科学上属于有争议的问题，所以别视之为确凿结论。）

大脑在遇到不确定的情况时喜欢把他人当作可信赖的消息参考。人类大脑演化了数百万年，人类同伴存在的历史可比搜索引擎长多了。你听到巨大的异响，猜想也许来自一头被激怒的猛犸象，而这时部落里的其他人都在尖叫着逃跑，那么很有可能他们知道**真的是**一头愤怒的猛犸象，你的最佳选择就是赶紧跟着逃命。跟风的有用之处正在于此。但有时以他人为基础建立自己的行为和决定，也会产生糟糕可怕的结果。

1964年，居住在美国纽约的凯蒂·吉诺维斯（Kitty Genovese）在家中惨遭杀害。除了惨剧本身，这起案件之所以备受关注是因为据报道有38人目睹了袭击的发生，却没有一个人出来阻止或施以援手。令人震惊的行为促使社会心理学家达利（Darley）和拉塔奈（Latané）展开研究，并最终发现了他们称之为"旁观者效应（Bystander effect）"①的现象，即人们在周围有其他人时不太可能出手干预或提供帮助。倒不（总）是出于自私或懦弱，而是因为我们在不确定该怎么做时会参照其他人来决定自己如何采取行动。需要得到帮助的地方有足够多的人，可是在场的其他人让旁观者效应便构成了需要克服的心理障碍。

旁观者效应阻碍了我们的行动和决策，我们因为身处群体当中而袖手旁观。成为集体的一分子还会让我们去想和去做一些独自一人时从没有过的事。

身处群体中，难免会希望群体和睦。争论不休的群体没有好处，待着也不愉快，因此大家通常都会希望达到整体上的一

---

① 从回顾调查来看，当初对案件的报道并不准确，为了报纸销量而编造的都市传说成分多于真实报道内容。尽管如此，旁观者效应依然是真实的现象。杀害凯蒂·吉诺维斯的凶手和被认为袖手旁观的目击证人还有其他超现实结局：英国漫画家艾伦·摩尔（Alan Moore）在其开创性的漫画《守望者》（Watchmen）中提及此案，让书中的角色罗夏（Rorschach）承担起了维持正义的责任。很多人都说如果超级英雄漫画是真的就好了——愿望可不要乱许啊。——作者注

致和谐。如果条件合适，对达成和谐的强烈渴望会让人最终考虑或认同一些平常认为不合理、不明智的东西。当群体的利益胜过合理的决策时，就产生了所谓的"群体思维"。

群体思维还只是问题的一部分。遇到有争议的话题，比如大麻的合法化（刚好是写作本书时的一个同期热点话题），假如你在街上拦30个人（在征得允许的情况下）问他们对此怎么看，你可能会听到多种观点，从"大麻是邪恶的东西，就算闻一下也应该被关进监狱"到"大麻是个好东西，应该作为儿童餐的随餐赠品"，大部分则位于两个极端之间。

假如你把这些人拉到一起，让他们集体得出一个有关大麻合法化的共识来，那么你自然猜想他们会"综合"各人意见，得出一个诸如"大麻不应该合法化，但拥有大麻只能算轻罪"的结论。但是，同以往一样，逻辑和大脑并不一致。群体采纳的结论往往会比成员个体原本的结论**更加**极端。

群体思维是一方面，但我们还想要在群体中受到喜爱，获得较高的地位。于是群体思维产生了一个共识结论，而成员们为了在群体中留下印象还要更为夸张地表示认同。紧接着其他人如法炮制，结果一个比一个夸张。

"那么我们都同意大麻不应该合法化。拥有大麻，不管多少，都得拘留。"

"拘留？不，应该判刑，十年！"

"十年怎么够？要我说该判终身监禁！"

"终生？你个嬉皮士！最起码死刑。"

　　这种现象称为"群体极化",即人们在群体中表达的观点最终比其个人观点更加极端[1][2]。群体极化现象非常普遍,并且在无数场合扭曲了群体的决策制定。如果允许批评或外部意见,那么可以限制和/或避免过于极端的群体决策,但人们太渴望、太看重集体的和谐了,常会排除异见、屏蔽理性分析。这是非常值得警惕的,有无数人命关天的决策是由内部想法接近而又不听取外部意见的群体所制定的。政府、军队、公司董事会,有什么办法可以让它们对群体极化免疫,从而避免产生荒唐的结论呢?

　　没有,完全没有。之所以政府会实施那么多令人费解或是让人忧心的政策,或许可以用群体极化来解释。

　　强权推行的坏决策往往带来愤怒的暴民,这又是一个令人担忧的"群体效应影响大脑"的例子。人们非常擅长觉察他人的情绪状态,比如走进一个房间,里面的两人刚刚吵完一架,我们可以明显感觉到"气氛紧张",尽管谁也没说什么。这不是什么读心术或科幻小说的设定,只不过是人脑惯于借助各种线索来读取情绪信息。而如果周围的人都有同样强烈的情绪

---

① 　巨蟒剧团（Monty Python）的粉丝应该都很熟悉《四个约克郡人》这段小品，以正常标准来看，这个颇为荒诞的故事正是群体极化的绝佳例子（尽管可能是无意的）。——作者注

② 　巨蟒剧团，流行于20世纪60—80年代的英国六人喜剧团体，也译为"蒙提·派森"。《四个约克郡人》讲的是4个人聚在一起聊童年的悲惨往事，一个比一个说得夸张，从淡淡的哀愁升级为荒诞的悲惨。——译者注

时，我们自己也会极受感染，所以身处观众席中更容易哈哈大笑。一如既往，情况可以变得极端。

某些情况下，周围人高涨的情绪或亢奋的状态确实会压制住我们的个体性。一个紧密团结的集体让我们得以匿名，陷入高潮（体验强烈的情绪，不是……那种污的意思），把焦点对准外部事件，从而避免去思考集体本身的行动是否合理。愤怒的乌合之众最适合创造此类环境气氛，而遇到这种情况时，我们所经历的过程叫作"去个体化（deindividuation）"，也就是"暴徒心态"的科学名称。

去个体化让人失去克制冲动和进行理性思考的正常能力，变得善于捕捉周围人的情绪状态并一触即发，而对一贯在意的他人评价却开始满不在乎起来。一旦它们结合起来，乌合之众就会做出极具破坏性的行为。很难说人究竟为什么以及怎么会这样，要用科学实验研究个中过程非常困难。你基本上没法在实验室里搞出一群愤怒的暴徒，除非听说你要去挖他们的祖坟，才会冲进实验室阻止你想让死人复活的荒唐念头。

我不刻薄，但我的脑子刻薄

（神经的特性让我们恶劣地对待他人）

至此，人类的大脑似乎已经做好了建立人际关系与沟通交流的准备。倘若真这么简单，那么世界上应当只有手拉着手歌唱彩虹和甜筒的人们了。然而事实上，人类经常**恶意相向**。暴力、偷窃、剥削、性侵、囚禁、虐待、谋杀——种种恶行司空见惯，典型的政治家更是精通此道。彻底清除一个族群或一个民族的暴行甚至也屡见不鲜，以至于诞生了"种族灭绝"这样的专有名词。

埃德蒙·伯克[①]有一句名言：恶人得胜的唯一条件就是好人袖手旁观。不过，假如好人愿意热情参与、提供帮助，恶人大概只会更容易成功。

可**为什么**人要作恶呢？对此有各种各样的解释，包括文化、环境、政治、历史等各方面因素，人脑的运作特点也是其中之一。纽伦堡审判中，那些该为纳粹大屠杀负责的人被问罪时，他们给出的最常见辩解是"只是在服从命令"。站不住脚的借口，对不对？无论谁的命令，肯定没有哪个正常人会做出如此恐怖的暴行，不是吗？然而令人忧虑的是，人确实有可能做出此类服从行为。

美国耶鲁大学的心理学教授斯坦利·米尔格拉姆（Stanley Milgram）用一项著名的实验对"只是在服从命令"的说法展开了研究。每次实验时，两名被试者被分别关在不同的房间里，其中一人需要回答另一人提出的问题。假如回答错误，提问者必须对回答者施加一次电击。随着回答错误次数的增加，电击的电压也逐渐增高。他们在这里搞了个名堂：实际上并无

---

① 　埃德蒙·伯克（Edmund Burke，1729—1797），爱尔兰政治理论家，著有《与美国和解》《对法国大革命的反思》等作品。——译者注

电击。回答问题的被试者其实是实验者安排的演员，故意答错问题，并在被"电击"后假装发出越来越痛苦的嚎叫声。

提问者才是实验真正的观察对象，实验场景的设置让他们以为自己正在实施虐待。所有被试者无一例外地对此感到难受和担忧，并表示反对或是要求中止。对此，实验者则反复强调该实验十分重要，请务必继续进行。结果令人难过，仅仅为了响应实验者的要求，就有65%的人选择了继续向他人强加痛苦。

参与实验的志愿者并不是研究人员从安全级别最高的监狱里挑选出来的，每一个都只是平平常常的普通人，却出人意料地愿意去折磨他人。他们本可以反对，却还是**服从**了，而对于接受方来说这才是更关键的地方。

这项研究还有许多后续实验，提供了更详细的信息[1]。比起在电话中交流，当实验者在场时，人们会更顺从指令。当被试者看到其他"被试者"拒绝服从时，他们违抗指令的可能性也相应增大，说明人们有逆反的意愿，只是不想当**第一个**逆反的人。如果实验者穿着实验服，在看起来很专业的办公室里进行实验，这也会增强被试者的服从性。

由此得出的共识是，人们愿意服从**合法的**权威人士，也就

---

[1] 这些实验也遭到了很多批评。有些针对实验方法和对结果的解读，有些则是伦理方面的。科学家有什么权力让不明就里的人以为自己在折磨他人？施暴也是一种非常痛苦的感受。科学家素来被贴上冷血淡漠的标签，有时候也不难看出原因。——作者注

是那些看起来在提出要求之后能对后果负责的人。不受服从的无关人士显然很难被看作有权威。米尔格拉姆提出，在社会环境中，人的大脑会在两种状态中被调用，一种是自主状态（autonomous state），即自己做出决定，另一种是代理状态（agentic state），即由他人来支配我们的行动。不过他的说法目前还没有得到任何脑成像研究结果的可靠支持。

有种观点认为，从演化角度来讲，倾向于不假思索地服从是效率较高的行为。如果每次需要做决定时都要先停下来就谁为结果负责争个明白的话就太不现实了，所以尽管心里有所保留，我们最终还是倾向于服从权威。不难想象，人的服从倾向会被虚伪腐败却富有感召力的领导人所利用。

然而，就算没有残暴的权威发号施令，人们还是时常恶意地对待他人。常见的情况是，出于各种原因，一群人令另一群人的人生陷入痛苦。在此处的语境里，"群"是重要因素。大脑迫使我们集群，并攻击那些威胁到群体的人。

大脑怎么会让我们对胆敢破坏集体的人如此充满敌意呢？科学家对此展开了研究。由莫里森（Morrison）、戴西迪（Decety）和莫伦伯格斯（Molenberghs）开展的一项研究显示，当被试者设想自己是集体中的一员时，大脑皮质的中线结构（cortical midline structures）、颞顶交接处（tempo-parietal junctions）、颞叶回前端（anterior temporal gyrus）组成的神经网络会表现出活性增强。这些区域在涉及人际互动、考虑他人的情景中一再表现出高度活跃，于是便有人把这组神经网络称为"社会脑"[1]。

还有一项发现也很有意思：当被试者必须处理的刺激涉及自己的群体身份时，可以观察到包括前额叶腹内侧、前扣带回和背扣带皮层在内的神经网络比较活跃。另一些研究则把以上区域和"自我"概念的处理关联了起来，提示在自我认知和集体成员身份之间有相当大的重合。也就是说，人们对自己身份的认同很大程度上来自所属的群体。

由此可以推出，任何对我们群体的威胁就是对"我们自身"的威胁。对群体处事方式构成威胁的东西之所以会遭遇强烈的敌对，原因就在于此。而大多数群体遇到的主要危险就是……其他群体。

宿敌球队的球迷之间经常发生的暴力冲突几乎成为球赛的附加赛；帮派之间的火拼是犯罪剧的必备桥段；现代政治竞选无不迅速演变为派系间的争斗，比起说明为什么要投票给我方，攻击对方显然更加重要。互联网则让事情愈发糟糕：对任何一件可能有人认为重要的事情发表一点点批评或有争议的观点（比如《星球大战》前传其实也没那么差），还没等你把水壶放到炉子上，收件箱里就已经塞满了恐吓信。相信我，因为我是一家国际媒体平台上的博主。

有人认为，是长期浸淫于塑造偏见的态度才导致了偏见的

---

[1] 请勿与前文提过的"社会脑假说"混淆，谁叫科学家总是不放过任何一个让人混淆的机会呢。——作者注

产生。我们并不是生来就不喜欢某类人，而是经年累月的歪风邪气扭曲了一个人的原则，使其无缘无故地憎恨他人。的确有很多情况是这样，但有时偏见也会十分迅速地形成。

美国心理学家菲利普·津巴多（Philip Zimbardo）领导的研究小组曾在斯坦福大学开展过一项很有争议的实验，研究囚禁环境对看守和囚犯心理有何影响。他们在斯坦福大学心理学系的地下室搭建了一个模拟监狱，被试者则被指派分别扮演看守或是囚犯。

随着实验的进行，看守们对待囚犯的态度变得令人难以置信的残忍、粗暴、恶毒、暴躁并充满仇恨。囚犯们最后（相当合理地）认为看守是一群精神失常的施虐狂，于是组织了一场反叛，试图在牢房里躲避看守，被此举激怒的看守则闯进牢房一通打砸。囚犯们很快变得抑郁、抽噎痉挛，甚至由于压力过大出现皮疹。

实验持续了多久呢？六天。原计划为期两周的实验，由于事态发展超出预期，不得不提前终止。有必要强调的是，参与实验的人**没有一个是真正的犯人或看守**！他们都是来自名校的大学生。可是，当他们被置于有明显划分的不同群体，并且与对立群体共处时，群体心态立刻占了上风。大脑非常迅速地认同了群体，并且在特定的情景中会极大地改变我们的行为。

大脑让我们对那些"威胁"自己群体的人抱有敌意，哪怕所谓的威胁只是微不足道的小事。对此，大多数人从学童时期就有所体会。有些倒霉孩子无意间做了什么有违集体准则的出格行为（比如剪了个少见的发型），破坏了集体的团结一致，因此受到惩罚（比如无休无止的嘲弄）。

人们不光想要成为群体中的一员，还想要在群体中居于高位。社会地位和等级在自然界普遍存在，连鸡群中都有等级划分——因此有"啄序"这个词，而人类提升自己社会地位的渴望不亚于最骄傲的鸡——"钻营功名的人"更是努力地你追我赶，让自己看起来好上加好，成为所在行业中相对最好的那个。大脑有几个脑区是促进此类行为的，包括顶叶底部、前额叶背外侧和腹内侧、梭状回和舌回。这些区域通力合作，为我们提供对社会地位的认知，于是我们不仅意识到自己的集体身份，还知道自己在集体中所处的位置。

这样一来，如果有谁做出集体不予认可的行为，那么既是对集体"完整性"的威胁，也提供了一个机会让其他成员可以踩着不称职者的肩提升自己的地位。于是，谩骂和嘲弄就来了。

然而，人脑十分精明，让我们所属的"群体"成为一个非常灵活的概念。挥着国旗示威游行时，群体可以指整个国家。人们还会觉得自己是某个种族的"成员"，由于种族的划分是基于特定的身体特征，这种归类似乎更容易，不同种族之间也很容易辨认，有些除了身体特征外就没有其他值得自豪之处的人（在这种优越感的获得上，他们没有发挥任何主观作用）尤其喜欢攻击其他种族的人。

免责声明：我不是种族主义分子。

但是，有时候一些人确实会以令人触目惊心的方式残忍对待无辜者。穷人和无家可归者，人身侵犯的受害者，老弱病残，流离失所的难民……他们非但没有获得多少帮助，还遭到了境况优越者的凌辱。这种完全违背了人类尊严和基本道德的情况，为什么会普遍发生？

强烈的自我中心偏误让我们和我们的大脑不失时机地感觉良好。这或许意味着我们很难做到设身处地——毕竟他人不是我们，而大脑做决定主要靠的是发生在自己身上的事。不过，研究人员发现大脑中有一部分，主要是右脑缘上回（supramarginal gyrus），可以识别并"校正"自我中心偏误，让我们得以适当移情。

还有证据表明，该脑区受损之后，移情变得困难得多，或者说让人压根儿就想不到他人。德国马普学会的塔尼亚·辛格（Tania Singer）领导的研究小组做过一项有意思的实验，让被试者搭配成对，分别触摸不同的表面（有的摸着舒服，有的不舒服），结果发现，大脑的补偿机制还有一些其他的限制条件。

他们看到，两个都体验到不舒服的人可以很好地相互移情，正确识别出对方情绪和感受的强烈程度；但是，若一方感受到愉悦而另一方忍受着痛苦，感受愉悦的人就会严重低估对方的痛苦。所以，生活越是安逸富足的人，越难理解境况不佳者的需求和困境。但是，只要我们不去做蠢事，诸如让最骄纵的人去治理国家，应该就是安全的。

　　除了前面说到的自我中心偏误，大脑还有一种（相关的）认知偏误，叫作"公正世界假说（'just world' hypothesis）"，说的是大脑有一种内在假定，认为世界是公平公正的，善有善报、恶有恶报。这种偏误有助于人们发挥社群作用，因为它有震慑和阻止恶行发生的意义，还让人愿意行善（并不是说没有公正世界假说就不行善了，只是说有它能起到一定的促进作用）。它还赋予了我们人生动力，毕竟如果认为世界是随机的，所做的一切到头来都没有意义，那实在无助于每天早上按时起床。

　　可惜，这种假定并不真实。恶行不一定受到惩罚，好人也常常遇到坏事。然而偏见扎根于大脑深处，让我们深信不疑。于是，当我们看到某个无辜的人遭遇可怕的不幸时，脑中就会出现不和谐音：世界是公平的，但发生在这个人身上的事情却不是。大脑可不喜欢不和谐，于是产生了两个选项：可以认为世界终究还是无情和随机的，也可以认定受害者肯定是做了什么坏事才**罪有应得**。后者虽然更无情，却让我们继续对世界抱有岁月静好的（错误）假定，因此我们会指责遭遇不幸的受害者。

　　有无数研究证实了公正世界假说的存在及其多种表现形式。举例来说，当人们能够做些什么减轻受害者的痛苦，或是了解到受害者其后会获得赔偿时，对受害者的批评就比较少。而如果人们毫无办法帮助受害者，那么就会对其发起更严重的抨击。尽管看起来特别残酷，但与上述假说一脉相承的是，受害者如果没有光明的结局，那么他们**必然**罪有应得，难道不是吗？

人们还更倾向于指责那些让自己产生强烈认同感的受害者。看见倒下的树砸中的是一个与自己年龄、种族、性别不同的人时，产生同情相对容易得多；而如果看到一个和自己年纪、身高体型、性别均相同的人，开着同样的车子撞上一栋和自家同样的房子时，指责对方愚蠢无能的可能性则大大提高，尽管毫无证据支持自己的这种反应。

在前一个例子中，没有哪一点可以套用到我们自己头上，那就不妨怪罪事情的发生源自随机的巧合，毕竟影响不到我们。后一个例子却很容易联想到自己，所以大脑想要合理地将其解释为受害者的个人失误。必然是**那个人**自己的错，否则随机巧合不就也可能发生在**我们**身上了吗？单是想到这点就难受。

可见，尽管我们的大脑有群居、友好的意愿，但它太在乎维护认同感和保持内心的平静了，若有什么人或事对此造成威胁，它宁愿让我们做出不公正的对待。真讨厌啊！

—— 第8章 ——

当大脑崩溃

心理健康问题是怎么产生的

好了，我们目前对人类大脑已经有了哪些认识？它干扰我们的记忆，欣然接受不良影响，对无害的事物大惊小怪，故意在我们的饮食、睡眠和运动上做手脚，欺骗我们相信自己很聪明，我们感知到的信息有半数是它编造的内容，感性起来就让我们做不理性的事，使我们一下子就交上朋友并在瞬间点燃激情……

全是糟心事。更糟的是，以上种种还都是大脑在**正常运作**时干出来的呢！那要是它开始……怎么说呢，姑且就叫出错吧，又会发生什么呢？最终就会出现神经系统疾病或精神障碍（也叫心理障碍）。

神经系统疾病是中枢神经系统出现器质问题或遭到破坏而引起的，像是海马受损引起的遗忘症，或黑质退化导致的帕金森病等。这些情况很糟糕，不过通常能找到切实的生理原因（尽管我们对此也做不了太多）。它们主要表现为身体上的状况，像癫痫发作、运动障碍或疼痛（例如偏头疼）等。

精神障碍是不能够正常思考、行为或感觉，未必有明确的"生理"原因。引起精神障碍的病因虽然仍源于脑的各个组成部分，但脑的器质是正常的，只是在做着无益的事情。还是用电脑来打个不太准确的比方，如果说神经系统疾病是硬件出错的话，那么精神障碍就是软件故障。（不过实际上，两者有很多交叉，并没有可以明确一分为二的界线。）

我们如何给精神障碍下定义呢？人脑由数百万神经元组成，神经元之间形成数万亿连接点，从无数的遗传过程和习得的经验中产生了成千上万种功能。没有哪两个大脑是一模一样的，所以怎么确定谁的大脑运行正常，而谁的又"异常"呢？毕竟每个人都有自己特殊的习惯和怪癖，往往属于个人特点和性格的一部分。举例来说，"通感"不见得会给人带来什么功能上的问题，不少人并没有意识到自己哪里有什么不对，直到因为说"喜欢紫色的气味"之类的话而遭人白眼。

精神障碍一般被描述为会引起不适、痛苦的行为或思考模式，或是缺乏在"正常"社会中发挥作用的能力。尤其注意最后一点，那意味着要确定什么是精神障碍，就要将其与"正常"相比，而有些比较却是因时而异的。比如，一直到1973年，美国精神医学学会才不再把同性恋划为精神障碍。

随着认识上的更新、新疗法的产生、主流学派的更替，甚至还包括制药公司施加的影响 —— 他们总在盼着有新的疾病能够让他们卖药，精神卫生从业者一直在不断地重新评估精神障碍的类别。之所以会这样，主要在于时至今日，"精神障碍"和"心理健康"之间仍缺少清晰的界限，仔细审视的话甚至可谓非常含混，常常只是基于社会规范而做出了武断的划分。

再加上精神障碍相当普遍（有数据显示，几乎每4人中就有1人经历过某种形式的精神障碍），于是不难理解精神卫生问题何以成为一个富有争议的话题。即便把精神障碍看作真实存在（而不只是某种假定），那些不曾饱受其苦的幸运儿们也通常会忽视或否认精神障碍使人衰弱。另外，怎么归类精神障碍也充满争议。比如很多人会说"精神疾病"，但有些人就觉得这个说法有误导性，暗示它是像流感、水痘那样能被治好的。可精神障碍并非如此，其背后往往并不存在有待"修好"的身体问题，也就很难确定"治愈"。

有些人甚至强烈反对"精神障碍"的说法，认为"障碍"暗示了它们是坏的或是有损的，但实际上还可以视其为思考和行为方式的不同。有相当数量的临床心理学团体声称，谈及或思考精神问题时，把它们当成疾病或缺陷是种有害的做法，应当在讨论时使用更中性的、附加含义更少的术语。还有越来越多的声音反对医药领域和医疗方法在精神卫生方面的主导地位。鉴于对"正常"的判定有一种随意性，他们的做法也无可厚非。

尽管存在上述争议，本章还是偏向采用医学和心理学的观点，一方面是我的背景使然，另一方面，对我们大多数人来说，这也是对该议题最熟悉的说明方式。下面是对较常见的一些精神卫生问题所做的简要概述，同时也稍加解释了大脑如何让我们感到低落，希望可以帮助到那些受心理问题困扰的读者，以及因为身边人的心理问题而想尽力去认识和理解个中原理的读者。

对付黑犬①

（抑郁症以及对抑郁的误解）

抑郁作为一种临床症状，或许可以换一个名字，因为"抑郁"这个词现在既可以指低落忧伤的情绪，也可以指真正使人精神衰弱的情绪障碍。有些人因此不把抑郁当回事，总觉得谁都有过沮丧低落的时候，挺一挺也就挺过去了，不是吗？然而，我们往往只是基于自身经验做出评判，而且就像前面所说的，我们的大脑会自动放大或夸张自身的经验，或是忽略轻视他人不同于我们的那些经验。

可是，不当回事的想法是不对的。因为自己经历过低落情绪并走了出来就认为真正的抑郁症患者不值得被关注，就如同因为自己的手指被纸划破过就觉得那些不得不手臂截肢的人没

---

① 黑犬是欧洲民间传说中的恶犬，被描述为两眼放红光，与其对望会致人死亡。丘吉尔曾把抑郁症称作"陪伴我一生的黑犬"。——译者注

什么可痛苦的一样。抑郁是一种真正的病症，确实会使人衰弱，而情绪"有点儿沮丧"却不是。程度严重时，抑郁发作的人最终会把结束生命视为唯一可以终结抑郁的选择。

人当然终究免不了一死。但知道是一回事，亲身体验是另一回事。我们"知道"被枪打中会疼，但并不等于我们明白被击中是什么感觉。类似地，我们知道身边的每一个人最终都会去世，但遇到有人离世时，我们在情感上仍然会遭受剧烈的打击。我们现在已经知道人脑如何经过演化的发展，使人与人之间形成牢固持久的关系。但不利的一面是，一旦关系终结，伤害也是巨大的。何况没有哪种"终结"能比死亡更加彻底。

若所爱之人主动结束自己的生命，留下的悲痛就加倍浓重。我们无法确切知道一个人为何，又是如何走到相信唯有自杀可选的地步，但不管是什么原因，总会令余下的生者非常难过。这些人正是我们接下来要了解的。自杀身亡的人或许终于摆脱了他们承受的痛苦，却给更多人造成了痛苦，也就难怪常有人会对死者形成负面的看法。

正如我们在第7章讲到的，大脑为了避免替受害者感到难过，会狠狠地扭转思维。而另外一种表现方式，就是给那些终结生命的人贴上"自私"的标签。然而，有点讽刺也有点苦涩的是，抑郁症作为导致自杀的最主要因素之一，往往也被人们习惯性地打上"自私""懒散"等带有贬损意味的印迹。这或许又是自我中心的大脑搞出来的一种自卫把戏，毕竟认同情绪障碍可以严重到把结束生命作为可行方案的话，那么严格说来，某种程度上岂不就是在承认同样的事情也可能发生在自己身上？光是想想都太让人难受了。可是，如果自杀只因为那些人自我放纵或冷酷自私，那就是他们个人的问题了，不会波及**我**——这么一想，自我感觉就好多了。

这是一种解释。另一种解释是，有些人只是无知的蠢货。

把抑郁患者和/或自杀的人归结为自私，是一种令人心寒的普遍现象。如果此人恰好还有点儿名气，情况就更是如此。国际巨星罗宾·威廉姆斯，一位深受观众喜爱的演员和喜剧明星，他的不幸离世就是近年来最显著的一个例子。

在一片令人垂泪的悼念声中，媒体和网络上还是充斥着"这么做对家人太不负责任"或"拥有那么多还自杀真是太自私了"之类的评论。这种评论还不全是网络匿名的，有些甚至来自颇有名望的人，以及还真不是以同情见长的各家新闻媒体，比如福克斯新闻（Fox News）。

假如你也表达过同样的或类似的观点，那么我要说你错了。一方面可能归咎于大脑运作方式的怪癖，但我们也不应忽视人们对此存在的无知和以讹传讹。确实，我们的大脑不喜欢未知和痛苦，但绝大多数精神障碍造成了极大的不确定和不愉快。抑郁症是个需要认真对待的严肃问题，应当获得同情和尊重，而不是忽视和轻蔑。

抑郁症的表现多种多样。作为一种心境障碍，患者心境必然受到影响，而**如何**受影响则因人而异。有的人最终陷入无边的绝望；有的人体验到强烈的焦虑，感觉厄运随时降临，警报随时发作；有的人则不想说话，对周围发生的事情很淡漠，失去了喜怒哀乐；有的人（大部分是男性）会变得满腔愤怒，坐立难安。

这也是为什么很难找出抑郁症根本病因的一个方面。单胺假说曾一度成为广为接受的一种病因理论。脑中的神经递质有不少属于单胺类，而抑郁患者的单胺类神经递质水平表现出下降趋势。这会影响大脑的活性，在某种程度上可能导致抑郁。最知名的抗抑郁药大部分都是靠提高脑中可利用的单胺类神经递质发挥功效的，目前使用最广泛的抗抑郁药是选择性5-羟色胺再摄取抑制药（SSRI）。5-羟色胺是一种单胺类神经递质，涉及焦虑、情绪、睡眠等功能的处理，也被认为有助于调节其他神经递质系统。因此，改变5-羟色胺的水平应该有"连环"效应。SSRI类药物可以在5-羟色胺被释放到突触间隙后阻止其被移除，以此提高总体水平。还有一些针对其他单胺类（比如多巴胺、去甲肾上腺素等）的抗抑郁药也是类似的机理。

但是，单胺假说面临的质疑越来越多。因为它并不能真正解释脑中发生了什么，就像修复一幅旧画时只说"需要更多的绿色"，或许的确如此，但指示不够确切，你还是不清楚究竟该怎么做。

另外，SSRI类药物可以立刻升高5-羟色胺的水平，可好处却要几周以后才使人感觉得到。具体原因目前还不确定（虽然也有一些相关理论，后面会说到），但这就像给空油箱加满油，汽车却要等一个月后才能发动起来。**"没油"**是一个问题，可显然不是**唯一**的问题。除此之外，缺乏证据表明哪种特定的单胺类系统在抑郁症中受损，且一些有效的抗抑郁药并不作用于单胺类。显然，抑郁症并不只是一种简单的化学失衡。

还有很多其他可能的病因。目前看来，睡眠也和抑郁症相关。5-羟色胺是调节昼夜节律的重要神经递质，而抑郁会扰乱睡眠模式。本书第1章就说过，睡眠障碍会引发各种问题，或许抑郁症也是睡眠障碍的后果之一？

前扣带皮层也被认为与抑郁症有关。这个脑区属于额叶的一部分，功能多种多样，包括监测心率、预期奖赏、制定决策、移情、控制冲动等，堪称大脑版的瑞士军刀。抑郁症患者的前扣带皮层表现得更为活跃。有一种解释认为前扣带皮层负责痛苦的认知体验。如果它负责对奖赏的预期，那么一个合理的推断就是它也参与对愉悦的感知，或者更确切地说，是引起愉悦感的完全缺乏。

另一个研究焦点是下丘脑轴，其功能是调节人体对压力的反应。不过一些理论认为，抑郁的机制涉及许多过程，并不局限于特定几个孤零零的脑区。神经元之间可以形成新的连接，这种被称为"神经可塑性"的能力是学习以及大部分脑功能的基础，而抑郁症患者的神经可塑性则相对较弱。或许可以认为这种减弱会阻止大脑适应或对厌恶的刺激和应激做出反应。当坏事发生时，弱化的神经可塑性意味着大脑更"固化"——

就像一块在外面放久了的蛋糕，既不能前进，又无法屏蔽负面的思维方式。于是抑郁产生并持续下去。这一点或许也说明了为什么抑郁症会那么顽固和广泛，因为神经可塑性受损也阻碍了患者对此做出应对处理。那些提高神经递质水平的抗抑郁药往往也会增强神经可塑性，或许这才是起效的真正机理，并且可以解释为什么会在神经递质水平上升很长一段时间后才起效。不同于给汽车加油，这更像给植物施肥：机体需要一定时间才能把有用的元素吸收进去。

上面提到的各种机制都可能造成抑郁，也可能都不是抑郁的原因而是其结果。研究还在继续，目前已经明确的是，抑郁是一种真实存在、往往令人极度衰弱的病症。除了严重的情绪问题，抑郁还会对认知能力造成损害。很多执业医师专门学过如何区分抑郁症和痴呆症，因为在认知测试中，很难单纯从结果来区分是严重的记忆问题还是无法积聚起足够的内在动力完成测试。虽然测试结果看起来极为相似，可两者的治疗方案大相径庭，所以很有必要把它们区分开。诊断为痴呆症的结果往往还会**引发**抑郁症，事情就更复杂了。

另一些测试显示，抑郁症患者会更关注负面刺激。同样是看一排字词，他们对那些表达不愉快意义的词（例如：谋杀）的注意要大大超过中性词（例如：草）。我们之前探讨过大脑的自我中心偏误——大脑让我们关注那些使我们自我感觉良好的事物并把相反的忽视掉。抑郁症则倒过来：积极的事被忽视或看轻，消极的事则被全盘接受。结果就是，一旦出现抑郁，就很难从中摆脱。

有些人仿佛是"突如其来"地抑郁了，不过大部分抑郁是长期经受生活打击的结果。抑郁常与其他一些严重的病症相伴，包括癌症、痴呆症、瘫痪等。此处也存在著名的"螺旋式下降"（downward spiral），即随着时间的推移，问题越积越多。失去工作令人沮丧，假如没过多久伴侣也离开了，接着又有亲人离世，而在葬礼结束后回家的路上还遭到了抢劫，一时间打击接踵而至，令人应接不暇。大脑为了让我们保持积极性而宽慰我们的那些偏误和假设（比如世界是公平的，坏事不会落到我们头上之类）被击得粉碎。面对越变越糟糕的情况，我们束手无策。然后，我们不再去见朋友，不再追求兴趣爱好，可能还转而向酒精和毒品寻求慰藉。而它们除了提供一时的轻松外，只会让大脑在日后付出更多代价。螺旋继续延伸。

上述都属于风险因素，会提高抑郁发作的可能性。相比于生活在犯罪率高的贫困地区，仅能满足温饱，没有家庭温暖的生活方式，钱不是问题，且为人所簇拥的成功人士抑郁的风险较低。如果把抑郁症比作闪电，那么有些人相当于待在室内，有些人则是站在室外的大树或旗杆底下，后者被劈中的可能性就比较大。

但成功人士的生活方式并不提供免疫力。当看到有些富有的名人承认自己也受抑郁症的折磨时，一些人会说"他们怎么可能抑郁？他们什么都有啊"！这种话实在不讲理。吸烟，意味着罹患肺癌的**可能性**更大，但并不意味着**仅仅**影响吸烟的人。正因为大脑很复杂，抑郁症的风险因素中有很多与人的境况无关，因为个人性格（比如经常容易自责）甚至基因（目前已知抑郁有遗传成分）而患抑郁症的可能性也很大。

如果说与抑郁的不断抗争可以激励一个人取得成功呢？抵御和/或战胜抑郁往往需要相当强的意志力和巨大的努力，而这些付出很有可能带人通往其他意想不到的方向。有一首脍炙人口的歌叫《小丑的眼泪》，讲述成功的喜剧作品来源于内心的痛苦挣扎，就是一个典型的例子。还有很多著名的艺术家也承受着同样的痛苦（比如梵高）。成功与其说是预防抑郁，倒不如说**来源于**抑郁。

此外，除非含着金钥匙出生，要获得财富与声名总是十分艰难的。谁也不知道一个人为了获取成功要牺牲什么。如果他们最终发现并不值得为此牺牲，那会怎样？数年的坚持终于得到了想要的东西，有时会让人失去生活的动力，偏离方向，随波逐流。或者在一心攀登事业高峰时失去了珍视的人，到头来觉得代价未免太高。过上他人眼中的成功生活并不足以提供保障，良好的收支平衡也不能逆转抑郁的产生过程。而且就算能，盈亏平衡点在哪里？谁会"无比成功"到不得病的程度？假如比别人过得优渥就不会抑郁，那么按这个推理，岂不是世界上只有最贫困的人才会抑郁？

我并不是说很多富有的成功人士就不快乐，而是说富有和成功并不能防止抑郁发生。大脑的运转方式并不会因为你是电影演员就发生戏剧化的改变。

抑郁**不能**用常理来推断。把自杀和抑郁说成自私的人很显然搞不清楚状况，好像抑郁患者会列出一张表来分析自杀的利弊，发现尽管坏处更多，但还是自私地做出这个选择似的。

非常荒谬。抑郁症的一大问题，或许是**唯一**的问题，是它阻碍人"正常地"开展行为和思考。抑郁症患者想问题的方式与不抑郁的人是不一样的，就像溺水的人无法以和陆地上的人相同的方式"呼吸新鲜空气"。我们感知和体验到的一切都会在脑中加工和过滤，如果大脑认定一切极其可怕，那么我们的整个生活都会受到影响。在抑郁症患者看来，他们的自我价值可能很低，前景黯淡，以至于发自内心地相信如果他们不在世上了，家人、朋友或粉丝会过得更好，自杀实际上是种慷慨之举。这是多么令人伤感的结论啊，然而"理性"思考的人理解不了。

谴责抑郁自杀的人自私，通常还暗含了影射抑郁患者自作自受的意思：本来可以开开心心地享受生活，而你们却偏唱反调。很难说清楚抑郁患者究竟怎么想，以及为什么会那么想。就拿自杀来说，我们也许听到过"这下解脱了"的说法。然而痛苦到足以否决数百万年生存本能，这绝不是用"轻松解脱"就可以描述的。或许从逻辑的角度来看他们的想法完全没有意义，但要求饱受精神疾病之苦的人理性思考，无异于非要摔断了腿的人正常走路。

抑郁症不像一些典型疾病那样看得见或会传染，所以比起承认难以预料的残酷现实，否认它是一种疾病要更简单。拒绝承认"抑郁是病"，让旁观者有"这事不会发生在我身上"的安慰，然而，抑郁症毕竟还是影响了数百万人。纯粹为了自我感觉更好而去谴责患者自私或懒散，非但没有意义，而且说话的人反倒活生生地诠释了什么是自私。

　　可悲的是，对于如此强大、时常会从根本上使人极度衰弱的一种心境障碍，很多人仍然固执地认为要避开或克服它是很容易的——真是一个绝好的例子来说明我们的大脑有多看重一致性，一旦得出某个观点，就很难改变。人们要求患者换个方式想问题，自己却在证据面前拒绝做出改变，可见改变想法有多么困难。让那些正承受着极大痛苦的人因此感觉更加糟糕，实在令人遗憾！

　　你和大脑合谋施展诡计来欺骗自己就已经够糟糕的了，还要把他人一起拉下水，那就太不要脸了。

紧急关停
（精神崩溃是怎么回事）

　　大冷天不穿外套跑出去会感冒；垃圾食品会造成心血管问题；吸烟有害肺部健康；计算机工作站组建不合理会引起颈肩腕综合征，导致腰酸背痛；起身时要膝盖发力；不要把手指关节拗得咔咔作响，否则将来会得关节炎；诸如此类。

很可能你听到过这些话，以及无数类似的养生之道。无论准确与否，有一点毋庸置疑，那就是我们的所作所为会影响健康。人体固然神奇，但也有物理学和生物学上的极限，挑战极限就会出现问题。所以我们要小心自己吃了什么，去了哪里，做了什么。如果说我们的行为可能给身体造成不良影响，那有什么办法可以让复杂精巧的大脑免遭于难呢？答案当然是，没办法。

现代社会中，大脑安康的最大威胁就是压力，古已有之的压力。

压力是每个人都时常感受到的，可压力如果太大或太频繁，人就会有麻烦。第1章解释了应激如何对健康产生真实可感的影响：压力激活脑中的下丘脑–垂体–肾上腺轴（HPA），从而启动"战或逃"反应，释放肾上腺素和皮质醇等"应激"激素。压力从多方面影响人脑和身体，所以持续不断的压力造成的影响十分显著，使人紧张、易怒、思路混乱、身体疲惫无力等。我们常常把这种情况描述为"神经快要崩断了"。

"神经崩断"并不是一个专业的医学或心理学术语。实际上也不会发生字面意义上的神经断裂。有些人用"精神崩溃"的说法，这相对更准确些，但也属于口语范畴。反正大部分人都可以理解是什么意思啦！精神崩溃是指人在已经无法应对强大压力时出现的状况，就"啪"地一下，"垮掉""萎靡""涣散""什么也不能做"了。它意味着一个人在精神上难以继续正常运作。

精神崩溃的体验因人而异。有些人感到绝望和抑郁，有些人严重焦虑和惊恐发作，有些人甚至会出现幻觉和精神病。所以，说来或许会让人惊讶：精神崩溃实际上被看作大脑的防御机制。虽然过程令人痛苦，但也许可以提供帮助。就像会让人疲惫、吃力、不舒服的理疗，无论如何，做都比不做好太多。精神崩溃或许同样如此。特别是考虑到它总是由压力或应激导致时，我们就更有理由将其视为一种防御。

我们已经知道了大脑在压力或应激时的表现，但应激一开始是怎么产生的呢？心理学上，人们把引起应激的东西称作应激源（stressor），会弱化个人的控制力。大多数人在感觉一切尽在掌握时会产生安全感，并且与我们**实际**有多少控制力无关。严格意义上讲，人类不过是毫无意义的一堆碳，被吸附在一大块岩石上，在了无生机的虚空中绕着数万亿吨的核反应堆飞驰。只不过这场景太宏大，大得让个人无法意识到。而当我们要求在拿铁里加豆奶并得到满足时，那就是实实在在的控制感。

应激源减少行动选项。当你对某件事束手无策时，那它就充满了压力。遇到下雨，假如你有伞，只是觉得挺烦；假如没带伞还被反锁在屋外淋雨呢？那就压力很大了。如果是头疼感冒，服药可以尽量减轻症状；而慢性病带来的则是巨大压力，因为通常无计可施。它们不断产生使人无法回避的痛苦，造成充满压力的处境。

应激源还会造成疲劳。无论是因为睡过头而发足狂奔赶火车，还是忙于一项快要截止的重大任务，处理一个应激源（及其实际后果）都需要我们付出能量和精力，消耗人的储备，造成更大的压力。

不可预测性也会带来很大压力。举例来说，癫痫可能在任意时刻发作，因此人们无法有效地采取预防措施，就很有压力。压力也不一定都和疾病有关。与一个情绪容易大起大落或是行为容易失去理智的人共同生活，意味着你不小心把咖啡粉罐子放错橱柜就可能和你爱的人引爆一场争吵。类似这种情况就带有不可预测性和不确定性，因此让人随时处于紧张状态，时刻准备最坏的情况。结果就是感到压力。

并不是所有压力或应激都让人衰弱。大部分压力是可以得到处理的，因为人体有补偿机制来平衡应激反应。皮质醇停止释放，副交感神经系统活跃起来让我们恢复平静；能量储备得到补充；然后，生活继续。然而，在这个错综复杂的现代社会，有很多途径会让压力迅速增大到不可收拾。

1967年，汤姆斯·霍尔姆斯（Thomas Holmes）和理查德·拉厄（Richard Rahe）试图建立压力与疾病的关联模型，他们评估了数千名临床患者，并询问其生活经历。他们成功了，用取得的数据建立了"霍尔姆斯–拉厄应激量表"，其中特定事件被赋予特定的"生活变化单位（LCU）"值。生活变化单位值越高，该事件的压力就越大。一个人此前一年经历了多少量表上列出的事件，可以得出一个总值。总值越高，因压力而得病的可能性就越大。列表中，生活变化单位分数最高的事件是"配偶死亡",分值为100;身体受伤,分值53;被解雇,47;陷入法律纠纷,29;诸如此类。令人惊讶的是,离婚的分值为73,而入狱的分值为63。还真是不可思议的浪漫呐!

没有列入量表的事件可能更糟。像车祸、卷入重大犯罪案件、经历巨大灾难等,都会引起"急性"应激,即仅凭单一事件就使应激水平上升到令人无法承受的程度。由于事件发生得太突然,造成的创伤太大,通常的应激反应用摇滚乐团Spinal Tap的台词来说就是一下子"音量调到11",[①]身体的战或逃反应达到最大化(常看到有的人在遭遇严重创伤后会不受控制地颤抖)。而如此极端的应激之所以难以消除,主要在于大脑所受的影响。脑中汹涌的皮质醇和肾上腺素使记忆系统短时间内增强,产生"闪光灯"式的记忆。这实际上是一种很有用的演化机制,因为发生了某些会强烈引发应激的事件后,我们显然不希望噩梦重演,所以高度应激的大脑就尽可能详细生动地编码相关记忆,让我们铭记于心,以免重蹈覆辙。这听起来很有道理,可是对于极度强烈的经历来说,该机制的效果适得其反。由于记忆太生动,回忆太鲜明,人就会反复体验它,仿佛同样的事件在一次次重演。

我们对着某个非常明亮的东西看时,由于光亮太强烈,这个东西会"烙"在视网膜上,也就会停留在我们的视觉中。有

---

① 此处引用了电影《摇滚万万岁》中英国传奇重金属乐团Spinal Tap的一句台词,指的是乐团吉他手把扩音器音量调到最大。——译者注

过这样的体验吧？记忆也一样。并且，记忆不会淡去，只会持续下去，因为它是**记忆**。问题的关键正在于此，并且其痛苦程度不亚于当初事件发生之时的感受。大脑为阻止创伤再度发生的机制恰恰造成了二次创伤。

生动的闪回造成的连续压力往往使人麻木，或是与他人、与情感体验，甚至与现实生活脱离。这也被看作一种大脑防御机制。生活压力太大了？行，屏蔽它，进入"待机"状态。短期虽然有效，可长远来说不是好办法，它会多方面损害认知和行为机能。这种情况最为人熟知的一种后果就是创伤后应激障碍（PTSD）。

谢天谢地，大部分人不会经历如此重大的创伤。结果，压力只会以更隐蔽的方式瓦解人的能力。那就是慢性应激，也就是一个或多个比急性创伤更持久的应激源，会长时间对人施加影响。家中有病患需要照顾，公司里有专制残暴的顶头上司，没完没了的截稿日期，在温饱线上苦苦挣扎和永远还不清的债务等，都属于慢性应激源①。

---

① 大多数人感受到的压力都来自职场。这有点奇怪，因为向雇员施压应该不利于工作效率。然而，事实上压力和应激确实会**提高**雇员的表现和动机。很多人都说有截止日期时自己的工作做得更好，或者顶着压力时能取得最佳成绩。这么说并不是自夸，实际上心理学家叶克思（Yerkes）和道森（Dodson）在1908年就发现，有压力的环境确实会**提高**人在完成任务时的表现。想要避免不良后果、害怕受到惩罚等心理都会提供动机和注意力，从而提升人的工作表现。但是，这种提高是有限度的。如果压力过大，超过一定限度后，人的表现反而会变差，且压力增加越多，表现下滑越厉害，即叶克思－道森定律（Yerkes-Dodson Law）。很多雇主似乎可以凭直觉大体理解叶克思－道森定律，却不理解"压力太大会坏事"的部分。其实压力就像盐：加入少许可以给食物提味，可太多就要坏事了，会毁了食物的结构、风味和人的健康。——作者注

慢性应激很糟糕，因为长期压力过大时，人的代偿能力会受到巨大挑战。战或逃机制也会出现问题。发生应激事件后，通常需要20～60分钟人体才能回到正常状态，因此压力其实持续了相当长一段时间。而不再需要战或逃反应后，起缓和作用的副交感神经系统还必须费一番力气才能消除应激的影响。当慢性应激源持续不断地把应激激素泵入我们体内，为了让压力在身体和精神上造成的后果都趋于"正常"，副交感神经系统不得不疲于奔命。应激激素不再等有需要时才受到调节并发挥作用，而是持续地存在，结果使人长时间敏感、焦躁、紧张和不安。

正因为无法从机体内部消解压力，我们只能从外部寻求化解的方法。然而可悲却也可想而知的是，这样做通常只会雪上加霜。试图缓解压力，结果造成了更大的压力和更严重的后果，于是更努力地想要减轻压力，继而引发更严重的问题……循环往复，就形成了所谓的"压力循环"。

比方说，新来的老板给你安排的工作量大得不合理。于是，你的压力骤增。可老板还听不进意见，不接受你的辩解，这下你不得不拉长工作时限，花更多时间顶着压力工作——此时你就身处慢性应激。为了给自己放松一下，你开始吃更多的垃圾食品、喝更多的酒。于是，你的身体和精神状态都下滑了（垃圾食品会让你发胖，酒精则让人沮丧），压力却变得更大，也更容易被后续的应激源击垮。如此这般，你承受的压力就更多，进入了压力循环。

要终止压力的持续增长有很多种方法（比如调整工作负荷、改善生活习惯、接受辅助治疗等），但多数情况下就是办不到。当方方面面的因素累积起来，最终超过一定阈值时，大脑就会缴械投降。这很像断路器在大电流引起系统超载之前先切断电路，在持续增加的压力（伴随着相应的健康问题）即将严重损害大脑和机体之前，大脑设置了一个几乎把一切叫停的开关。不少人主张，正是大脑为了阻止压力继续升级、避免进一步发生损伤而引发了精神崩溃。

至于"有压力"和"压力**太大**"之间的界线，就很难确定了。有一种模型叫"素质–应激模型"（diathesis-stress model），其中"素质"指的是易感性，一个对压力比较敏感的人在较小的压力下就会濒临崩溃边缘，发展为精神障碍或某种程度的"发作"。有些人比一般人更敏感，比如境况或生活比较艰难的人，已经有偏执或焦虑倾向的人，甚至极度自信的人也可能一下子变得低落（非常自信的人在因为压力而失去掌控感时，整个自我意识会受到打压，进而感受到巨大压力）。

精神崩溃的具体结果也因人而异。有些人本来就有抑郁或焦虑倾向（或是有易感体质），而压力过度的事件可以将其触发。厚厚的教科书砸在脚趾上会让你觉得有点痛，而砸在已经骨折的脚趾上简直痛不欲生。对于有些人来说，压力让他们的情绪一落千丈，失去生活能力，于是抑郁症出现了。还有些人则因为长时间忧虑和应激事件持续存在而出现严重的焦虑或惊恐发作。应激释放的皮质醇也会作用于大脑的多巴胺系统，令其更活跃、更敏感。多巴胺系统的异常活动很可能是导致精神病和幻觉的根本原因，而精神崩溃有时的确会引起精神病发作。

好在精神崩溃一般来说都是暂时性的。药物或干预治疗通常可以让人恢复正常，强制脱离应激环境进行休息也有助于恢复。的确，并不是谁都会把精神崩溃视为有益的事，也不是谁都能克服过来，那些对压力和困境保持敏感的人可能更容易再度经历精神崩溃。但他们至少可以恢复正常生活，或大致正常的生活。因此，精神崩溃有助于人们躲避世间源源不断的压力所带来的持续伤害。

不过也有人说，精神崩溃挡住的问题大多不是因为疲于奔命的现代生活而产生的，而是由大脑自己处理应激的方式所引起的。感激大脑以精神崩溃的方式让压力引起的损伤没有进一步扩大，就相当于感谢放火烧了你的房子又来帮忙灭火的人。

难以摆脱的沉重负担

（为什么毒品会让大脑成瘾）

美国在1987年播过一则宣传毒品危害的电视公益广告，令人耳目一新地用了鸡蛋来做说明。广告中先是出现了一个鸡蛋，并告诉观众："这是你的大脑。"接着出现的是一只平底锅和一句话："这是毒品。"然后，鸡蛋在平底锅里变成了煎蛋，随之出现一句话："这是你吸了毒的大脑。"从公众角度来说，这则广告大获成功。它赢得了不少奖项，而且时至今日还在流行文化中被引用（不可否认，也被恶搞）。但从神经科学的角度来看，却是一项糟糕的宣传。

毒品并不会灼烧大脑，不会使组成大脑的重要蛋白质因此分解。此外，也很少有毒品会像平底锅煎鸡蛋那样同时影响到大脑的各个部分。最后一点，大脑要受到毒品的影响并不需要去壳——也就是颅骨。真需要去壳的话，毒品显然就不会那么流行了。

我并不是要说毒品对大脑有什么好处，只是想说真实的情况要远远比用鸡蛋打比方所展示的复杂。

全球非法毒品年交易量据估计近5,000亿美元，多国政府在揭发、捣毁、遏制非法毒品交易上耗资巨大。毒品的危害十分广泛，它们使吸毒者意志消沉，损害身体健康，甚至夺走人的生命。但种种后果正说明它们**有效**，非常有效。毒品通过改变并/或操控人脑的基本功能来起效，引起成瘾、依赖、行为改变等诸多问题，而根源都在于我们的大脑对毒品的应对方式。

第3章提到的中脑多巴胺通路常被称作"奖赏通路"或其他类似的说法，因为它的功能鲜有地明确：在感知到积极行为时引发愉悦感，以此奖赏我们。假如我们曾有过什么乐在其中的体验，无论是来自一颗甜美的蜜柑还是一次床上运动的高潮，奖赏通路提供的感觉都会让我们不由感叹："哦，多么美妙啊！"

奖赏通路可以被饮食激活。食物提供了营养、水分、食欲的满足和能量的供给，它们带来的好处触发奖赏通路，因而被认为是令人愉悦的东西。举例来说，糖给身体提供了方便利用的能量，因此甜味的东西常让人感觉愉悦。这与个体的即时状态也很有关系：一杯水加几片面包通常只能算是最乏味的一餐，可是对于一个刚刚结束数月海上漂流的人而言，这无异于琼浆仙肴。

食物之类激活奖赏通路的事物大多"间接"发挥作用，它们在体内引起的某些反应使大脑将其识别为一种好东西，继而批准奖赏感觉。而毒品的优势，也是其危险之处正在于，它可以"直接"激活奖赏通路。就像一个银行职员不需要提供账号、身份证号等烦琐的手续就可以过手几袋现金，毒品略去了"给身体一些积极效果以便大脑识别"的冗长门槛。怎么会这样呢？

第2章我们讲过神经元之间如何通过一些专门的神经递质相互交流。这些神经递质包括去甲肾上腺素、乙酰胆碱、多巴胺、5-羟色胺等，负责在同一个网络或环路中的神经元之间传递信号。神经元把神经递质注入突触（神经元之间精巧的"缝隙"，是交流发生的场所）。在那里，神经递质与其受体就像特定钥匙配特定锁似的相互结合。受体的特性和类型决定了其后产生的活动：可能是一个兴奋性神经元，像啪嗒一声打开电灯开关似的激活脑部其他区域；也可能是一个抑制性神经元，减弱或关闭相应区域的活动。

再来假设那些受体并没有如希望中那样"忠诚于"特定的神经递质。要是其他化学物质可以在没有神经递质的情况下模拟它们激活特定受体，那会发生什么呢？假如有可能这样做，我们就能用这些化学物质来人为操控脑的活动了。事实上，的确有可能，我们还常常这么做。

无数药物就是与特定细胞受体相结合的化学物质。其中，受体激动剂会激活受体并引起活动。例如针对心率过慢或心律不齐的药物，大多包含模拟肾上腺素的物质，调节心搏。而受体拮抗剂则会占据受体位置却不激发任何活动。它们像塞在电梯门口的箱子那样"阻断"受体，让真正的神经递质无法发挥作用。抗精神病药物的典型起效机制就是阻断特定的多巴胺受体，因为精神病症状常与多巴胺活动异常有关。

假如我们什么也不用做，奖赏通路就可以"人为地"被化学物质激活，那会发生什么状况？那些化学物质很有可能极受欢迎——甚至会受欢迎得让人们愿意不顾一切地去得到它。而这就是大部分滥用毒品的故事。

鉴于我们能做各种各样有好处的事情，奖赏通路的神经连接和受体有着令人惊叹的多样性，也就是说，可以影响奖赏通路的物质也有几乎同样丰富的多样性。可卡因、海洛因、尼古丁、安非他命，甚至酒精，都会提高奖赏通路的活性，引起没有正当理由却又难以抗拒的愉悦。奖赏通路本身就使用多巴胺行使和开展其所有功能和过程。结果，数量众多的研究指出，滥用的毒品无一例外地会促进奖赏通路中的多巴胺传递。这就是毒品，尤其是模拟多巴胺的毒品（例如可卡因）"令人愉悦"的根本原因。

本领高强的大脑让我们有足够的智力快速明白是什么引起了愉悦，快速决定我们还想得到更多，并快速想出获取的方法。幸好我们还准备好了高级的脑区可以缓和或否决"有东西让我感觉不错，必须再多搞点"的基本冲动。目前对控制冲动的中枢还没有了解得很清楚，但极有可能与其他复杂的认知功能一样，位于前额叶皮层。不管怎样，控制冲动让我们能够限制自己不要越界，认识到堕入纯粹的享乐并不是什么好事。

另外还有一个因素要考虑，就是大脑的可塑性和适应性。毒品造成受体超额活动之后会发生什么呢？大脑采取的对策包括抑制被受体激活的那些细胞、关闭受体，让触发同样反应所需的受体量翻倍，或是其他可以恢复"正常"活动量的方法。所有过程都是自主进行的，并不区分激活受体的是毒品还是神经递质。

不妨设想有一个城市要举办一场大型音乐会，城里各处的设施都是对应日常活动而建的。突然间，成千上万激动的观众涌了进来，顿时引起了混乱。政府为此增大了警力，提高了安保数量，道路限流，增开公交，酒吧提前开门、推迟打烊等。激动的音乐会观众就是毒品，而城市则是大脑；活动过量，防御加强，就是"耐受"。大脑适应毒品之后，毒品的效力就不如从前了。

那么问题来了，毒品的全部意义就在于增加（奖赏通路的）活性，可如果大脑适应之后对此做出了抵挡，剩下的解决办法就只能是——**更多毒品**。要加大剂量才能提供和先前一样的愉悦感？是的，吸毒的人正是这么做的。此后，大脑再次适应，剂量还得继续加大。很快，大脑和身体对毒品的耐受性都到了一定程度，最终摄取的毒品剂量将超出理论上从未吸毒者的致死量，而提供的快感却仅仅和最初引诱人上钩时的相当。

硬性停止吸毒的干戒法（即自然戒断法，也被称为"冷火鸡法"①）之所以那么困难，原因之一就在于此。对于一个长期吸毒的人来说，戒毒已不是简简单单的意志力或自律问题，而是身体和大脑都已经太适应毒品，以至于**发生了实质性的改变**。因此，一下子停用毒品会产生严重的后果。海洛因等阿片类毒品就是典型的例子。

阿片制剂是有效的镇痛药，通过激发大脑内啡肽（天然止痛剂，引起愉悦的神经递质）和痛觉管理系统来抑制正常程度的疼痛，提供强烈的欣快感。可是，痛有痛的道理（可以让我们知道身体受了伤），所以大脑为了保持痛觉会提高痛觉检测系统的效力，削弱阿片制剂引起的飘飘欲仙般的愉悦感。为了再度关闭痛觉，吸毒者只好提高剂量；然后大脑再度增强效

---

① 由于是不用任何药物和治疗的硬性脱毒，吸毒者会出现起鸡皮疙瘩、寒战等症状，因而得名"冷火鸡法"。——译者注

力，角力不断升级。

此时如果突然撤药，没有什么可以使成瘾者保持镇静和放松状态，留给他们的只有**极度敏锐的痛觉检测系统**！为了消除阿片类引起的亢奋，痛觉系统的活性已经变得极强，这对正常的大脑来说会非常痛苦，对正在戒毒的人来说同样如此。类似的变化也出现在受毒品影响的其他系统上，从而解释了为什么干戒那么困难并且确实有危险。

单就引起的各种生理变化而言，毒品就已经够糟糕的了，然而雪上加霜的是，脑中产生的变化还会改变人的行为。有人说，滥用毒品有那么多不良后果，对毒品的需求量又会不断提升，按道理这足以构成让人远离毒品的理由。可是，"道理"正是毒品滥用首当其冲的受害者。大脑中或许有些部分负责形成耐受性，维持正常脑功能，可大脑太多元化了，与此同时，另一些区域正努力让人继续摄取毒品。比如，毒品抑制了人的适应系统，吸毒者会变得对药效更敏感，这与耐受性刚好相反。结果，毒品的效果变得**更**强，迫使人寻求更多。这也是导致成瘾的一大因素[1]。

---

[1]　这里补充说明一下，可以使人成瘾的东西不止是毒品。购物、电子游戏等，任何能够激活奖赏通路使其超出正常水平的东西都可以。其中尤为糟糕的是赌博成瘾。微不足道的付出就可以换得巨额财富，这是一种巨大的奖赏。而要戒除赌瘾就十分困难了。一般来说，长时间没有任何回报的话，大脑就会不再期待奖赏，可是在赌博时，长时间没有赢钱和长时间输钱都属于**正常现象**。结果，要说服赌博成瘾者赌博是不好的就特别难，毕竟他们其实对此明白得很。——作者注

不仅如此，奖赏系统和杏仁核之间的联系还会让大脑对与毒品有关的东西产生强烈的情绪反应。专用的导管、注射器、打火机以及特殊的气味等"相关线索"都会引起情绪高涨，使成瘾者兴奋。也就是说，吸毒者可以从与毒品**有关联的**东西上直接体验到与毒品相同的效果。

来看看关于海洛因成瘾的不幸故事。治疗海洛因成瘾的常用药物之一美沙酮（methadone）是另一种阿片类制剂，可以产生与海洛因类似（但弱化）的效果，理论上可用来替代海洛因，帮助吸毒者逐渐脱毒。美沙酮的服药方式是直接饮用（看起来像绿色的咳嗽糖浆），不像海洛因通常经注射进入人体。但是，由于大脑把注射与海洛因的效果紧密地联系了起来，仅仅是注射的动作就能引起兴奋。有的成瘾者会假装已经把美沙酮咽了下去，随后吐到注射器中给自己注射。这种做法极其危险（哪怕只是从卫生角度来论），可是已被毒品扭曲的大脑却认为服药方式的重要性不亚于药品本身。

毒品对奖赏系统的不断刺激还会让人失去理性思考和开展合理行为的能力。奖赏通路与额叶皮层（做出重要理智决策的区域）之间的交互受到调整，因此获取毒品的各种行为变得优先于其他正常情况下更重要的事情（比如保住工作、遵守法律、洗澡等）。相反，对令人烦心的负面结果的担忧（比如被捕、共用针头导致恶疾、与家人朋友疏远等）却被有效抑制。因此，瘾君子面对倾家荡产能满不在乎地耸耸肩，却会为了再来一针而不断以身试险。

最令人担忧的恐怕是过量使用毒品会抑制前额叶和控制冲动的区域，就是那些总在说着"别那么做""那可不明智""你会后悔"之类话的区域——它们的影响力被削弱了。自由意志或许是人类大脑最引以为傲的成就之一，可一旦步入歧途，就会越走越远。

坏消息还没完呢。毒品对大脑造成的改变，以及所有相关的变化，在停止吸毒之后也不会完全恢复，而只是"暂停"。它们在一定程度上会弱化，但是持久存在，而且一旦再次尝试毒品，无论已经戒除多久，相应的症状都会再次出现。也就解释了复吸为什么那么容易，并成为普遍问题。

人们沾染上毒瘾的原因各异。或许有的人生活在看不见希望的贫困地区，唯一可以从现实生活中获得解脱的途径就是吸毒；或许有的人患有未知的精神疾病，最开始只是尝试用毒品缓解日常病痛来"自疗"；甚至有说法认为，吸毒有遗传上的因素，可能是脑中负责控制冲动的脑区发育不良或控制力不够造成的。当有机会尝试新鲜体验时，每一个这部分功能正常的人都会产生类似"最坏的情况会怎样？"的想法。不幸的是，有些人的大脑缺少另一部分来详细设想可能的后果。从而解释了为什么大部分人能够安全远离毒品，而有的人却一经接触就深陷其中。

不管什么原因导致成瘾，也不管最初怎么会染上毒瘾，从专业角度来看，成瘾是一种需要治疗的病症，而非应该遭受批评或责骂的失败。由于毒品使用过量，大脑出现惊人的变化，并且其中许多变化还互相抵触。毒品像是让大脑在一场长期的消耗战中自相残杀，而战场就是我们的人生。这是一个人对自己能做出的最可怕的事情，可毒品还让人对此不以为意。

以上才是吸了毒的大脑。不可否认，要用鸡蛋把它们全部表现出来确实很难。

被高估的现实

（幻觉和妄想是因为大脑做了什么？）

精神卫生问题中最普遍、最常见的一类是精神病，也就是区分现实与非现实的能力出现损伤。其中，最常见的表现是幻觉（感知到实际并不存在的事物）和妄想（对明显不真实的事情坚信不疑），同时伴随一些其他的行为障碍和思维障碍。想到会有这类事情发生，人们就会深深地陷入不安：假如是你，丧失了对现实的掌控，该怎么办？

神经系统担负着理解现实的必备功能，可令人担忧的是，它是那么容易受伤。本章目前说到的一切——抑郁、毒品和酒精、压力和精神崩溃——都会在不堪重负的大脑中激发出幻觉和妄想。还有许多因素同样会引起幻觉和妄想，包括痴呆症、帕金森病、双向情感障碍、缺乏睡眠、脑瘤、HIV病毒、梅毒、莱姆病、多发性硬化症、酒精性低血糖、大麻、苯丙胺、氯胺酮、可卡因等。有些病症几乎等同于精神病，常被称为"精神失调症",其中大家最熟悉的就是精神分裂症。顺便澄清一点,精神分裂不是人格分裂,这里的"分裂"更多是指个人与现实之间的分裂。

精神病患者往往感觉到实际不存在的触碰,或是闻到、尝到实际并不存在的味道,其中最常见的是听幻觉,即"幻听",听到实际不存在的说话声。听幻觉还分为好几种:

一种是第一人称幻听("听到"自己的想法,好像被别人说了出来似的),一种是第二人称幻听(听到另一个声音在**对自己说话**),还有第三人称幻听(听到一个或多个声音在**谈论自己**,不断地对自己的言行发表实时评论)。听到的讲话声有的是男性,有的是女性,有的熟悉,有的陌生,有的友好,也有的是批评。如果多为批评的话(这类比较常见),那就是"贬义性"幻听。幻听的特征有助于医生做出诊断,例如持续的第三人称贬义性幻听是精神分裂症的可靠指标。

幻觉是怎么出现的呢?要研究幻觉颇有难度,因为需要患者刚好在实验室里出现幻觉。可幻觉的出现通常没有规律,要是能够随心所欲地打开和关闭,幻觉也就不算什么问题了。尽管如此,还是有大量研究集中在精神分裂症患者经历的幻听上,因为这类幻觉往往反复出现。

关于幻觉是怎么产生的,最常见的理论侧重于论证大脑用于区分神经活动由外界刺激导致,还是内在产生的复杂过程。人的大脑不停地忙忙叨叨、飞速反应、沉思忧虑,诸如此类,所有过程都在脑中产生活动(或是由脑的活动产生)。

　　一般来说，大脑在区分内部活动和外部活动（由感觉系统输入的信息产生）上颇有能力，就像把收到的邮件和发送的邮件分别归类到不同的文件夹里一样。理论认为，幻觉的产生是因为区分能力受到了破坏。假如你曾经不小心把所有邮件合并到了同一个文件夹，就能明白这会造成多大的混乱。那么，设想一下你的大脑功能遭遇了同样的情况会怎样。

　　结果是大脑失去了什么是内部活动、什么是外部活动的分辨力，而它并不擅长处理此类情况。第5章里便有例证，我们说到过眼睛被蒙上的人很难吃出苹果和土豆的不同。那还是在大脑功能"正常"的状态下。而在幻觉情况下，区分内、外部活动的系统也相当于被蒙上了眼。于是，由于脑中的思索和听到的言语会激活听觉皮层以及相关的语言加工区，所以它们便会把内心独白当作真的有人在讲话。的确有相当一部分研究显示，持续的第三人称幻听伴随着上述脑区的灰质减少。灰质是负责信息处理的，它的减少也就意味着区分神经活动由内还是由外产生的能力降低了。

　　支持该结论的证据来自一个意想不到的地方：胳肢人。大多数人无法胳肢自己。为什么不行呢？谁胳肢还不是一样吗？但挠自己痒痒是一种有意识的选择，是自己做出的动作，而做出动作需要神经系统产生活动，因而大脑就将其视为内部产生的神经活动，处理方式也就不同于被别人胳肢。大脑察觉到了痒感，但内部意识活动已经事先给出提醒，于是刺激就被忽略了。英国惠康认知神经研究所的萨拉-杰恩·布莱克莫尔

（Sarah-Jayne Blakemore）教授及其同事研究了精神病患者胳肢自己的能力。他们发现，有幻听经历的患者要比非患者敏感得多，意味着患者区分内部刺激和外部刺激的能力有损伤。

虽说这是一种很有意思的方法（并非毫无缺陷），但请注意，能把自己挠痒并不必然等同于精神病。人和人的差别极大。我太太的大学室友就能把自己给挠痒，也从来没得过精神病。那人个子特别高，大概神经信号需要花很长时间才能从呵痒痒的地方传到大脑，于是大脑就忘了痒是怎么来的了吧[①]？

神经成像研究对幻觉的一般产生提出了更多理论。2008年，伦敦大学国王学院精神病研究所的保罗·艾伦（Paul Allen）博士及其同事综合已有证据，发表了一篇非常全面的综述，提出了一种错综复杂（但逻辑出奇合理）的机制。

你可能猜到了，大脑区分内部活动和外部活动的能力来自多个脑区的通力合作。其中有一些重要的皮层下区域（主要是丘脑），负责提供感觉系统传来的原始信息。这些信息最终到达感觉皮层。感觉皮层是个统称，处理各类感觉的不同区域（比如处理视觉的枕叶、处理听觉和嗅觉的颞叶等）都包括在内，一般还分初级感觉皮层和次级感觉皮层。其中，初级感觉皮层处理刺激的基本特征，次级感觉皮层负责更精细的细节和识别。比方说，初级感觉皮层识别出物体特有的线条、边缘和

---

① 这不是完全不可能。我还在念书时，有次被问住后就想出了这个理论。那时候我特别傲娇，宁愿天马行空地胡乱猜想也不愿意承认自己不懂。——作者注

颜色，次级感觉皮层则识别出它们组合起来是一辆驶来的公交车，两者缺一不可。

与感觉皮层相连的有前额叶皮层（负责决策和思考等高级功能）、运动前区（产生和监督有意识的动作）、小脑（控制和维持精细运动）以及负责类似功能的区域。这些区域总体上决定有意识的动作，提供必需的信息用于判断哪些是自发产生的，就像挠痒痒那个例子。海马和杏仁核再把记忆和情绪加入进来，使我们能记得相应的感觉和反应。

正是这些相互关联的脑区之间的神经活动，使我们能够区分头脑中的世界与外部的世界。如果大脑受到什么影响，改变了脑区之间的联系，幻觉就产生了。次级感觉皮层活动增强意味着内部活动产生的信号增强，对我们的影响加大。感觉皮层与前额叶皮层、运动前区等脑区的联系减弱，这会让大脑难以识别内部产生的信息。这些脑区可能还负责监控内外检测系统，以确保真正的感觉信息得到处理，因此，一旦各区之间的连接受损，内部产生的信息就更容易被"感知"为实际的感觉信息。

综合起来就造成了幻觉。当你让小屁孩抱着一套新买的昂贵茶具走出商店时，心说"这么做太蠢了"，这一般会被处理为内心评论。但假如你的大脑识别不出评论来自前额叶皮层，那么语言处理区域产生的活动就会被大脑识别为有人说了话。杏仁核的反常活动则让相关情绪未能得到弱化，结果我们就"听到"了批评声。

感觉皮层什么信息都处理，内部神经活动可以涉及任何内容，于是幻觉五花八门什么样的都有。而我们的大脑所知有限，把异常活动都纳入感觉处理，结果就感觉到了千奇百怪并不存在的非现实。我们对于什么是现实而什么不是的认知由一套涉及如此广泛的系统来负责，毫无疑问会受到来自各方面的干扰，也就难怪幻觉在精神病症状中那么常见。

妄想，精神病的另一个普遍特征，指的是一个人错误地坚信已被确证为不实的东西，同样也意味着区分现实与非现实的能力受损。妄想有很多表现类型，比如夸大妄想，即相信自己远远比实际情况更厉害（认为自己是世界一流的商业天才，尽管实际上只是在鞋店打零工）；或者（更常见的）被害妄想，即相信自己正受到无休止的迫害（遇到的每一个人都参与了针对自己的密谋绑架）。

妄想的内容和幻觉一样千奇百怪，但通常比幻觉顽固得多。妄想常常是"坚定不移"的，拒不接受反面证据。说服一个人相信听到的说话声并不真实存在还算容易，而要说服一个妄想的人相信不是人人都在暗中图谋伤害他则要难得多。妄想不是内部活动和外部活动的调节问题，而是大脑对**发生**了什么和**应当发生**什么的解读系统出了问题。

大脑每时每刻都有海量信息需要处理。为了保证高效，大脑维持着一个关于世界应当如何运行的心智模型。信念、经历、预期、假设，计算……所有这些综合起来，构成了对于事物发展不断更新的一般理解，于是我们会对事态发展做出预期和猜想，不必每次反应都费一番思量。因此，我们也就不会时时刻刻因周遭世界感到吃惊。

比方说，你走在街上，一辆公交车停到你身边。你不会对此大惊小怪，因为在你认识世界的心智模型中知道公交车是怎么回事，知道它停下来是让乘客上下车，所以你对此不会特别注意。但是，假如一辆公交车停在你家门外不动，这就有点反常了。这时你的大脑收到不熟悉的新信息，为了更新和维持心智模型，大脑需要搞清楚这是什么情况。

于是你调查了一番，结果发现是公交车抛锚了。但是在你找出毛病之前，也许会想到许许多多其他的可能。是不是公交车司机在监视我？是不是有人给我买了一辆公交车？是不是在不知情的情况下我家的房子被设计成了公交车站？大脑提出了种种猜想，但基于目前认识世界的心智模型，认为遭遇这些情况的可能性都很小，所以不予考虑。

如果这套系统受到了扭曲，人们就会出现妄想。有一种非常著名的妄想症叫"卡普格拉妄想症（Capgras delusion）"，即患者坚信自己身边某个亲近的人（配偶、父母、亲兄弟姐妹、好友，甚至宠物）被外貌一模一样的人冒名顶替了。通常，当你看到心爱的人时，会被激起许许多多回忆和情绪：深爱、渴慕、喜欢、失落、恼怒……（取决于关系长短）。

但是，假如你看着伴侣，完全没有感受到通常会激起的种种情绪，那是怎么回事？额叶某些区域受损后会造成这种现象。根据自己的全部记忆和经验，你的大脑预期在看见伴侣时会产生强烈的情绪反应，然而实际上却什么也没有出现。由此便引发了你大脑中的不确定：那是我的长期伴侣啊，我对他或她有许多感情，现在却什么都体会不到了。为什么？解决违和感的一种方法是得出结论"那不是我的伴侣，而是一个外表看起来一模一样的冒充者"。它让大脑化解了矛盾，终结了不确定，也带来了卡普格拉妄想症。

可问题在于，这根本是错误的，大脑却还没有意识到。越是拿出伴侣的身份特征作为客观证据，反而越让情感联系的缺失显得严重，"那是冒名顶替者"的想法也就越发令人"宽慰"。于是，在证据面前，妄想继续存在。

一般情况下引起妄想的基本过程是这样的：大脑**预期**有什么事发生，实际感知到的却有所**不同**；实际情况不符合预期，因此要找到一种方法来解决其中的矛盾。而当解决矛盾的方法靠的是可能性极小的荒唐结论时，麻烦就来了。

再加上压力等各种因素对精密易损的大脑造成干扰，平常看来无害或微不足道的信息最后被当作十分紧要的事务进行处理。妄想本身正反映了产生妄想的问题所在。举例来说，过度的焦虑多疑可能意味着一个人的威胁探测系统和其他防御机制被不明原因地激活，对此，想要恢复平静的大脑试图找到神秘威胁的来源，便把无害行为（比方说商店里一个喃喃自语的人从你身边走过）解释为可疑的危险，引发出认为存在着针对自己的神秘阴谋的妄想。再比如，抑郁会引起毫无缘由的情绪低落，任何经历哪怕只有一星半点负面的可能（比如你刚坐下，旁边的人正好起身离开）都会变得严重，并被大脑理解为都是自己太糟糕才遭到他人的嫌弃，于是出现妄想。

当有什么事情不符合有关世界如何运行的心智模型时，我们通常会忽略或抑制它们。既然不符合我们的预期或期望，那么最好的解释就是它们错了，不用理会。比如你也许认为世界上没有外星人之类的东西，所以任何声称自己见过不明飞行物或是被外星人绑架过的人只会被你视为胡言乱语的傻瓜，对他们不予理睬。而他们的话也不能证明你的观点是错的。这种无视有一定限度，要是你自己被外星人绑架，身体被外星人仔细检查，那么很可能会改变结论。但是，在妄想状态下，与结论相悖的经历反而被抑制得更厉害。

关于妄想的神经机制，现有理论提出了极其复杂的编排，认为那来自另一套分布多个脑区的神经网络（包括顶叶、前额叶皮质、颞回、纹状体、杏仁核、小脑、中脑皮质边缘区域等）。另有证据表明，有妄想倾向的人还表现出兴奋性神经递质谷氨酸（glutamate）的水平过高，或许可以解释为什么无害刺激会变得过于显著。神经活动太强还会大量消耗神经元资源，降低神经元可塑性，使大脑改变和调整受影响区域的能力减弱，于是妄想就更加持久了。

请注意，这部分着重讲的是大脑处理信息时出问题或受干扰而产生的幻觉和妄想，似乎暗示了它们只会由疾病或障碍所致。事实并非如此。你可能觉得谁要是相信地球只有 6,000 年历史、恐龙从未在地球上出现过，那他一定是在"妄想"，但很多人确实发自内心地深信不疑。类似地，有的人真心相信亡故的亲人在对他们说话。他们是病了吗？还是出于悲伤？这是一种应对机制吗？还是精神层面的问题？除了"心理健康欠佳"外，还有很多其他可能的解释。

大脑基于经验判断什么是现实、什么不是，如果在我们的成长环境中，客观上不可能的事物都被看作是正常的，那么大脑也会视它们为**正常**，并据此对其他一切做出判断。即便不是从小生活在极端信仰体系中的人也会受到影响，像第7章讲过的"公正世界偏误"就极其普遍，常常导致我们对他人的不幸做出错误的看法、假设和结论。

所以，非现实的信念只有在不符合个人已有的信仰体系和理解方式时才会被归为妄想。一个来自美国圣经地带①的虔诚的福音布道者说他能听到上帝的声音，不会被认为是种妄想；而一个毕业于名校、持不可知论的实习会计师说她能听到上帝说话呢？嗯，那她就很有可能被归为妄想。

大脑为我们提供了对现实的深刻认知，但正如我们在本书中一再看到的，这种认知大部分基于计算和推断，有时候甚至完全是猜测。鉴于各种各样的因素都有可能影响大脑运作，不难理解为什么大脑的信息处理会出些小岔子。再说了，判断什么算"正常"往往根据的是一般共识而非基本事实。如此看

---

① 指美国南部一些地区，基督教福音派在那里的社会文化中占主导地位，注重从福音派的立场来诠释《圣经》。——译者注

来，人类居然可以做成那么多事，也是蛮不可思议的。

当然了，上述说法的前提是人类真的**做成**了很多事。也许只是我们宽慰自己的自说自话，也许一切都不是真的？也许，你手里的整本书都是一种幻觉？别的不说，至少我个人希望它不是幻觉啦，否则我岂不是浪费了好多时间、好多力气？

后 记

这就是大脑。挺了不起的吧？但是，也确实有点儿傻。

致　谢

感谢我太太凡妮塔的支持，她非常努力地控制自己尽量少翻白眼。

感谢我的孩子米伦和卡维塔，谢谢他们给了我想要尝试写书的理由，并且幸好他们还小，不会在乎我写得好不好。

感谢我的父母，没有他们，我做不成这件事；没有他们，我什么也做不成。

感谢西蒙，我的好朋友，总在我得意忘形时提醒我那样最后会写成垃圾。

感谢我的代理，英国 Greene & Heaton 公司的克里斯，谢谢他的辛苦工作，特别是他第一个联系我并询问道："你有没有想过写一本书？"因为那时候我真没想过。

感谢我的编辑劳拉，谢谢她付出的努力和耐心，尤其是她反复向我指出"你是一个神经生物学家，你应该写写大脑"。最终我意识到她讲的有道理。

感谢 Guardian Faber 出版社的约翰、丽莎等人，把我松散的文字转变为人们会有兴趣阅读的东西。感谢《卫报》的詹姆斯、塔什、赛琳、克里斯以及另外几位"詹姆斯"给我机会为主流媒体撰稿，尽管我肯定这当初是因为一个笔误。

感谢所有在我写作本书期间支持、帮助以及必不可少地干扰过我的朋友和家人。

感谢你们！确切地说，都怪你们。

出版后记

　　本书作者迪安·博内特不仅是一名神经科学家，同时还是一名单口喜剧演员。因此，在本书中，作者以他通过业余时间进行单口喜剧表演而不断打磨出来的幽默诙谐口吻，讲述了一些他作为麻烦、混乱又逻辑不通的人类成员看来乐趣无穷的问题，主要都是关于大脑处理信息的奇葩过程以及由此产生的不着调行为。

　　我们在生活中常常遇到各种或被情绪、或被记忆作弄的时刻，比如会因为感情的伤痛而接连多日萎靡不振，也会因为在某个重要场合想不起某个人物的名字而尴尬不已。另外，我们大多都看到过这样的新闻，某位喜欢的明星最近饱受抑郁症等精神疾病困扰，他们有的正在积极治疗，有的则选择结束自己的生命。更触目惊心的是，这些精神疾病已经悄悄地潜入了我们的生活，使我们经常会为某个朋友甚至自己的精神健康问题担忧不已。

　　这种时候，我们往往习惯于把原因归结为"脑子不好""记性不行""心理承受能力太差""实在是太感情用事"

等。现代崇尚理性的生活方式，一直以来我们看待大脑的眼光都认为它是连通人类经验与未知世界的不可亵渎的妙物，这些都让我们对自己心生责怪。也正是基于这种一般认识，市面上才出现了关于记忆、情感、心理困境、情绪问题等各类五花八门的"指南"和"秘籍"。

实际上，问题的根源通常并不是我们以为的那回事，事情的真相在于大脑这个器官会犯错：它虽然责任重大，但同时又混乱不堪；它演化了数百万年，取得了巨大的成功，也积累了大量的垃圾。而它的种种不完善，正影响着我们所说、所做、所经历和感受的一切。

对此，作者以神经科学博士和科普作者的立场，写下了这本真正从大脑层面上解读我们种种"问题"的书。希望读者阅读本书之后，除了能快乐地获得关于大脑的各种知识之外，还能对他人和自己多一些宽容和理解。毕竟，我们为什么时常会说一些蠢话、做一些蠢事、出现一些不可控的情绪问题？那都是因为大脑实在是蠢哭了啊！

服务热线：133-6631-2326　188-1142-1266
服务信箱：reader@hinabook.com

后浪出版公司
2020年6月

图书在版编目（CIP）数据

是我把你蠢哭了吗/(英)迪安·博内特
(Dean Burnett) 著；朱机译. —— 福州：福建教育出版
社, 2020.7（2021.3重印）
　　ISBN 978-7-5334-8737-9

Ⅰ.①是… Ⅱ.①迪… ②朱… Ⅲ.①大脑—普及读
物 Ⅳ.①R338.2-49

中国版本图书馆CIP数据核字(2020)第070474号

The Idiot Brain: A Neuroscientist Explains What Your Head Is Really Up To
Copyright © Dean Burnett, 2016
This edition arranged with FABER AND FABER LTD.
through Big Apple Agency, Inc., Labuan, Malaysia.
Simplified Chinese edition copyright:
2020 Ginkgo(Shanghai)Book Co., Ltd
All rights reserved.

本书中文简体版权归属于银杏树下（上海）图书有限责任公司

著作权合同登记号 图字13-2020-026

是我把你蠢哭了吗
Shi Wo Ba Ni Chun Ku Le Ma

作　　者：[英]迪安·博内特
译　　者：朱　机　　　　　出 版 人：江金辉　　　　　责任编辑：雷　娜
筹划出版：后浪出版公司　　出版统筹：吴兴元　　　　　特约编辑：马　楠　费艳夏
营销推广：ONEBOOK　　　装帧制造：墨白空间·曾艺豪　经　　销：新华书店

出版发行：福建教育出版社
　　　　　（福州市梦山路 27 号　邮编：350025　http://www.fep.com.cn
　　　　　编辑部电话：0591-83726290　发行部电话：0591-83721876/87115073，010-62027445 ）

印　　刷：北京盛通印刷股份有限公司　开　　本：889 毫米 × 1194 毫米　1/32
印　　张：9.75　　　　　　　　　　　字　　数：170 千字
版　　次：2020 年 7 月第 1 版　　　　印　　次：2021 年 3 月第 3 次印刷
书　　号：ISBN 978-7-5334-8737-9　　定　　价：42.00 元

读者服务：reader@hinabook.com 188-1142-1266　　购书服务：buy@hinabook.com 133-6657-3072
投稿服务：onebook@hinabook.com 133-6631-2326　　网上订购：https://hinabook.tmall.com/（天猫官方直营店）

后浪出版咨询(北京)有限责任公司 常年法律顾问：北京大成律师事务所　周天晖 copyright@hinabook.com
未经许可，不得以任何方式复制或抄袭本书部分或全部内容
版权所有，侵权必究
本书若有质量问题，请与本公司图书销售中心联系调换。电话：010-64010019